Michio Kushi

Dein Gesicht lügt nie

Was das Gesicht über uns und unsere Gesundheit verrät
Eine Einführung in die fernöstliche Diagnose

महजीवः

Übersetzung aus dem Amerikanischen von Anne Caster.

Titel der Originalausgabe: *Your Face Never Lies: An Introduction to Oriental Diagnosis* by Michio Kushi, published by Avery Publishing Group, Inc., 1983, ISBN 0-89529-214-9.
Originally published in the United Kingdom by Red Moon Press, a division of Sunwheel Foods Ltd., London, England, as *Oriental Diagnosis* by Michio Kushi 1976, 1978, ISBN 0-906111-00-5.

Die Deutsche Bibliothek – CIP-Einheitsaufnahme

Kushi, Michio:
Dein Gesicht lügt nie: was das Gesicht über uns und unsere Gesundheit verrät; eine Einführung in die fernöstliche Diagnose / Michio Kushi. [Übers. aus dem Amerikan. von Anne Caster]. – 5. Aufl. – Holthausen /Münster: Verl. Mahajiva, 1994
  Einheitssacht.: Your face never lies <dt.>
  ISBN 3-924845-16-6

Deutsche Erstveröffentlichung 1986
Deutschsprachige Rechte ©:

VERLAG MAHAJIVA Wolfgang Christalle
D-48366 Holthausen/ü. Münster

ISBN 3-924845-16-6

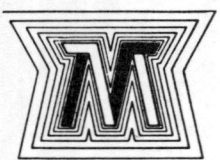

2. Auflage 1987
3. Auflage 1989
4. Auflage 1991
5. Auflage 1994

Inhalt

Herausgegeben von
William Tara und David Lasocki

Illustriert von
David Elliot

Titelfoto von
Barbara Paetzold

Anmerkungen

Dieses Buch enthält Material von Vorlesungen, die von Michio Kushi 1970-73 an der East West Foundation in Boston, Massachusetts, gehalten wurden. Das zuletzt entstandene Material bildete ein Seminar „Diagnose und Physiognomie", das im April und Mai 1973 stattfand und im *Michio Kushi Seminar Report*, Band III, Nr. 1-4, publiziert wurde, herausgegeben von Jim Ledbetter. Zusätzliches Material erschien in *The Order of the Universe*, Band IV, Nr. 7 und 10, herausgegeben von Thomas Lloyd.

Wir danken Herrn Kushi für seine Unterstützung und Förderung bei der Fertigung dieses Buches. Wir möchten auch Jim Ledbetter und Thomas Lloyd für ihre Arbeit mit den Originalaufzeichnungen unseren Dank aussprechen. Ein besonderes Wort der Anerkennung geht an Sherman Goldmann für die große Leistung, das Manuskript des Buches überlesen, und seine vielen hilfreichen Vorschläge.

Vorwort

Eine exakte Diagnose ist das A und O bei der Behandlung einer jeden Krankheit. Sind die Hauptsymptome bekannt, ist ein Heilverfahren leicht gefunden. Die moderne medizinische Diagnose bedient sich oft solcher Techniken wie z.B. Operationen im Dienste der Forschung oder Verabreichungen von Farbstoffen zum Einsatz bei Röntgenaufnahmen. All dies kann für den Patienten gefährlich sein; und es sieht so aus, daß mit zunehmender Spezialisierung dieser Techniken sich auch das potentielle Risiko erhöht. Außerdem sehen diese ausgeklügelten Formen der Diagnose nur den Körper, seine Funktionen und seine Physiologie bei den Bemühungen, die Ursache des Problems zu bestimmen. Dabei werden der gesamte Gesundheitszustand, die geistige Verfassung und der Lebensstil der Person total, und ganz fälschlicherweise, übersehen. Vielleicht erklärt diese Unfähigkeit der modernen Diagnose das Versagen der Medizin gegenüber degenerativen Krankheiten inclusive Krebs — und den Erfolg solcher Gesamttherapien wie der Makrobiotik.

Die fernöstliche Diagnose betrachtet die gesamte Person, physisch und geistig, ebenso wie kranke Organe und Körperteile. Der Praktiker wertet den Lebensstil, das soziale Umfeld und die lokalen Gegebenheiten der Person aus, um an die Ursache des Problems und seine Heilmethode zu gelangen. Diese Art der Gesamtdiagnose wurde traditionell nicht nur zur Untersuchung von Individuen angewandt, sondern auch, um die Gesellschaft zu analysieren. Ihre Überlieferung geschah mündlich, ihr Ursprung findet sich im fernöstlichen Gesetz der Wandlungen wieder, wie im *Buch der Wandlungen (I-Ging)* und anderen fernöstlichen Klassikern.

Ohne aus Büchern oder Schulen Kenntnisse zu erlangen, entwickelte sich mein eigenes Verständnis für die fernöstliche Diagnose langsam, lediglich nach Jahren der Erfahrung. Georges

Ohsawa, ein inzwischen verstorbener Philosoph und Experte der fernöstlichen Medizin, führte mich an das Studium der Biologie, Biochemie, Astronomie, Geschichte und anderer Wissenschaften und kultureller Wissenszweige heran, so daß ich Verständnis für die menschliche Gesundheit und Krankheit — und letztendlich eine menschliche und effektive Art der Diagnose — erreichen konnte.

Dank der Bemühungen von William Tara, der die Vorträge herausgab, durch die dieses Buch entstand, können Sie die Grundlagen der fernöstlichen Diagnose in wenigen Tagen erlernen. Diagnostische Fähigkeiten sind nicht nur für medizinische Praktiker wertvoll, sondern auch für jeden, der seine Kenntnis über diejenigen, die ihn umgeben, verbessern möchte.

Die fernöstliche Diagnose erfordert weder teure Geräte noch komplizierte Technologie. Ihre Augen, Ohren, Nase, Hände und Intuition sind das einzige Werkzeug, das benötigt wird. Je exakter Ihre Instrumente sind — je gesünder Sie selbst sind — desto genauer ist natürlich auch Ihr Wahrnehmungsvermögen. Deshalb empfehle ich Ihnen, Ihre Gesundheit und Sensitivität zu verbessern und eine gesunde makrobiotische Ernährung, die hauptsächlich aus ungeschältem, vollem Getreide, Bohnen und Gemüse besteht, anzunehmen. So habe ich es auch gemacht.

Ich hoffe aufrichtig, daß Sie dieses Einführungsbuch zu weiterem Studium anregen wird. Zu empfehlen ist mein Buch *Handbuch der fernöstlichen Diagnose* (Verlag Ost-West Bund) und regelmäßig erscheinende Artikel in makrobiotischen Fachzeitschriften. Durch Wiedergewinnung des Feingefühls für Ihren eigenen Körper und besseres Verständnis für die Gesundheit von Familie, Freunden und Bekannten können Sie lernen, die Anzeichen physischer Krankheiten zu erkennen, und ihre Ausbreitung verhindern — ja sogar total beseitigen — und lebenssprühende Gesundheit wiederherstellen.

Michio Kushi

Einführung

Fernöstliche Diagnose

China, Japan und andere Länder des Fernen Ostens haben mit die älteste Medizin der Welt. Diese Medizin kann uns ungemein viel vermitteln, was heute tatsächlich angewendet werden kann. Die grundlegende Philosophie der fernöstlichen Medizin ist das ergänzende Gegenstück zu der z.Zt. im Westen praktizierten Medizin. Die westliche Medizin mit ihrem Schwerpunkt in der Behandlung von Symptomen mittels Tabletten und Operationen ist zunehmend machtlos gegenüber der ansteigenden Flut von degenerativen Krankheiten, die nun die Industrienationen zu überwältigen drohen. Es ist klar, daß wir unsere überwiegend symptomatische Medizin ergänzen müssen durch eine Medizin, welche präventiv ausgerichtet und menschlich und wirtschaftlich in der Anwendung ist. Die fernöstliche Medizin kann viel dazu beitragen, diesem Anspruch gerecht zu werden.

Die fernöstlichen Standardwerke über die Ursachen von Krankheiten betonen die Verbindung zwischen dem Gesundheitszustand einer Person und ihrer Ernährung, Aktivität, geistigen Einstellung und den gesamten Lebensbedingungen. Kein einziger Aspekt des menschlichen Lebens wurde einzeln für sich betrachtet. Die biologischen, psychologischen und geistigen Aspekte wurden im Zusammenhang des Ganzen gesehen. Der Praktiker konnte als Berater und Lehrer die Ursache eines Gesundheitsproblems herausstellen und praktische Vorschläge zur Änderung des Lebensstils machen, die das Problem an der Wurzel packen.

In der westlichen Medizin identifiziert die Diagnose eine Krankheit, indem ihre Symptome betrachtet werden. Der in der fernöstlichen Medizin erfahrene Diagnostiker kann jedoch die Entwicklung einer Krankheit bereits vor dem Eintreten von spezifischen Symptomen wie Schmerzen erkennen. Das Hauptarbeitsgerät in der fernöstlichen Diagnose ist die Physiognomie — die Fähigkeit, einen

Menschen durch Betrachtung seiner Gesichtszüge oder seiner Körperform und -beschaffenheit zu beurteilen. Die Grundvoraussetzung der fernöstlichen Diagnose besteht darin, daß jeder die wandelnde Geschichte seiner eigenen Entwicklung repräsentiert. Die Stärke oder Schwäche unserer Eltern, die Umgebung, in der wir aufgewachsen sind und die Nahrung, die wir zu uns genommen haben, finden sich in unserer jetzigen Kondition wieder. Unsere Haltung, die Hautfarbe, der Ton unserer Stimme und andere Merkmale spiegeln die Verfassung von Blut, Organen, Nervensystem und Knochenbau wider, die wiederum das Resultat unserer ererbten Anlagen, Ernährung, Umgebung und Aktivität ist.

Die Anzeichen einer bestimmten Veränderung zu erkennen, bevor es gefährlich wird — Zeichen zu sehen, daß sich in den Nieren Steine bilden, das Herz größer wird oder Krebs sich bildet —, ja sogar bevor diese Symptome Schmerzen und Beschwerden auslösen, das ist das Geheimnis diagnostischer Fähigkeit. Die Art der Diagnose hängt vollkommen von der Möglichkeit des Praktizierenden ab, Sensitivität zu entwickeln und umfassendes Verständnis für die Prinzipien zu erlangen, auf denen die Anwendungstechniken beruhen.

Yin und Yang

Das Prinzip der fernöstlichen Medizin ist die Theorie von Yin und Yang. Die Grundvoraussetzung der Yin/Yang Philosophie ist, daß alles, was im Universum existiert, sich im Zustand des ständigen Wandels befindet. Dieser Wechsel findet statt, indem yin zu yang wird oder yang zu yin. Yin und Yang sind relativ und nicht absolut. Alles existiert im sich ergänzenden Gegensatz. Ohne Kälte gäbe es keine Hitze; ohne Oben kein Unten. Ohne Gegensatz gäbe es keine Bewegung, keinen Wechsel. Lao Tse hat im *Tao Te King* gesagt: „Aus Eins wurde Zwei, aus Zwei wurde Alles geboren."

Wenn die Tendenz jeglicher Bewegung Zusammenziehen ist oder Bewegung zu einem Zentrum hin, dann ist die dominierende Kraft yang. Zusammenziehen erzeugt Dichte, Aktivität, Hitze, Gewicht, Schnelligkeit usw.. Bei ausdehnender Tendenz oder Bewegung von einem Zentrum weg ist die dominierende Kraft yin.

VIII

Zerstreuung erzeugt weniger Dichte, weniger Aktivität, geringeres Gewicht, langsamere Geschwindigkeit usw.. Im Extremfall wechseln sich Yin und Yang gegenseitig ab. Am Grenzpunkt angelangt, entsteht aus Zusammenziehen eine Tendenz der Ausdehnung und umgekehrt.

Dieser Lebensimpuls beherrscht alle Dinge wie Flut und Ebbe, wie die Folge von Vereinigung und Teilung beim Pflanzenwachstum, wie auch das jährliche Schema der Planeten beim Umkreisen der Sonne. In unserem Körper nehmen wir Ausdehnung und Zusammenziehung des Herzens wahr, das Füllen und Entleeren der Lunge und das An- und Entspannen der Muskeln.

Georges Ohsawa entnahm dieser alten Philosophie von Yin und Yang sieben Prinzipien und zwölf Lehrsätze, die die Wirkung dieser Kräfte zusammenfassen. Wenn der Leser zum völligen Verstehen des Materials dieses Buches kommen möchte, empfehlen wir ihm sehr, diese Prinzipien und Lehrsätze zu studieren. Ohne solches Verständnis sind die verschiedenen Techniken von nahezu keinem Wert.

Yin und Yang und die Zuordnung der Organe

Die Klassifizierung der Organe in Yin und Yang, wie sie in diesem Buch gebraucht wird, ist das Gegenteil von der in einigen Akupunkturbüchern gebräuchlichen Form. Das hier benutzte System basiert auf der *Struktur* des Organs. In diesem Buch werden Organe, die fester und dichter sind, wie z.B. Herz, Leber, Milz usw. als yang klassifiziert; Organe, die hohl sind wie z.B. Magen, Blase, Darm usw., werden als yin bezeichnet. Die in einigen Akupunkturbüchern benutzte Zuordnung bezieht sich auf die Eigenschaft von der „Ki"-Energie, welche die Organe bildet und erhält.

Die orientalische Medizin betrachtet jedes große Organ als antagonistisch/ komplementär zu einem anderen großen Organ:

Lunge	—	Dickdarm
Herz	—	Dünndarm
Nieren	—	Blase
Milz	—	Magen
Leber	—	Gallenblase

Falls bei einem dieser Organe ein Problem entsteht, so wird das komplementäre Organ auch eines bekommen.

Die Sieben Prinzipien der Ordnung des Universums
1) Alle Dinge sind eine Ableitung der Einen Unendlichkeit.
2) Alles verändert sich.
3) Alle Gegensätze ergänzen sich.
4) Es gibt nichts Identisches.
5) Was eine Vorderseite hat, hat auch eine Rückseite.
6) Je größer die Vorderseite, desto größer die Rückseite.
7) Was einen Anfang hat, hat auch ein Ende.

Die zwölf Grundsätze des Einzigen Prinzips
1) Die Eine Unendlichkeit teilt sich in Yin und Yang. Dies sind die Pole, die entstehen, wenn die unendliche Zentrifugalkraft den geometrischen Gabelungspunkt erreicht.
2) Yin und Yang entstehen fortwährend aus der unendlichen Zentrifugalkraft.
3) Yin ist zentrifugal. Yang ist zentripetal. Zusammen erzeugen Yin und Yang Energie und alle Phänomene.
4) Yin zieht Yang an. Yang zieht Yin an.
5) Yin stößt Yin ab. Yang stößt Yang ab.
6) Die Kraft des Abstoßens ist proportional zu dem Unterschied zwischen den gleichen Komponenten, und die Kraft der Anziehung ist proportional zu dem Unterschied zwischen den ungleichen Komponenten.
7) Alle Phänomene sind vergänglich, sie verändern sich ständig in ihrer Zusammensetzung der Yin- und Yang-Komponenten.
8) Alles trägt die Polarität in sich. Nichts ist ausschließlich Yin oder ausschließlich Yang.
9) Es gibt nichts Neutrales. In jeglichem Erscheinen dominiert entweder Yin oder Yang.
10) Großes Yin zieht kleines Yin an, großes Yang kleines Yang.
11) Im Extrempunkt erzeugt Yin Yang, und Yang erzeugt Yin.
12) Alle physikalischen Körper und Objekte sind im Innern yang und an der Oberfläche yin.

	YIN	YANG
Bewegung	Ausdehnung	Zusammenziehung
Kategorie	Weite/Raum	Zeit
Position	außen	innen
Richtung	Aufstieg	Abstieg
Farbe	lila, blau, grün	gelb, orange, rot
Temperatur	kalt	heiß
Gewicht	leicht	schwer
Katalysator	Wasser	Feuer
Licht	dunkel	hell
Schwingung	Kurzwelle	Langwelle
Atomteilchen	Elektron	Proton
Elemente	K, O, P, Ca, N, etc.	H, As, Cl, Na, C, etc.
Biologie	Pflanze	Tier
Geschlecht	weiblich	männlich
Nervensystem	Orthosympathikus	Parasympathikus
Einstellung	sanft, negativ	aktiv, positiv
Aktivität	psychologisch	physikalisch
Ursprung	heißes Klima	kaltes Klima

Ernährung und Diagnose

Die orientalische Medizin sieht in einer richtigen Ernährung die grundsätzliche Quelle für Vitalität und Gesundheit. Eine schlechte Ernährung ist der eigentliche Grund für Krankheit. Wenn unsere Ernährung es uns nicht ermöglicht, daß wir uns Veränderungen im Klima und bei unseren Aktivitäten während unserer Entwicklung anpassen, dann entsteht Krankheit. Eine richtige Ernährung sollte die Evolution der Menschheit, die Umgebung, in der jeder Einzelne lebt, und die Art der Aktivität, der er nachgeht, widerspiegeln.

Yin und Yang sind die Werkzeuge, um zu einer richtigen Ernährung zu finden, und wie wir sie variieren können, damit wir unseren persönlichen Bedürfnissen gerecht werden. Um die Bedeutung von Yin und Yang bei der Auswahl der Nahrung zu verstehen, können wir den jährlichen Zyklus der pflanzlichen Energie betrachten. Pflanzen wachsen entgegengesetzt zu ihrem Klima, d.h., wenn das Klima yang ist, entstehen Yin-Pflanzen und umge-

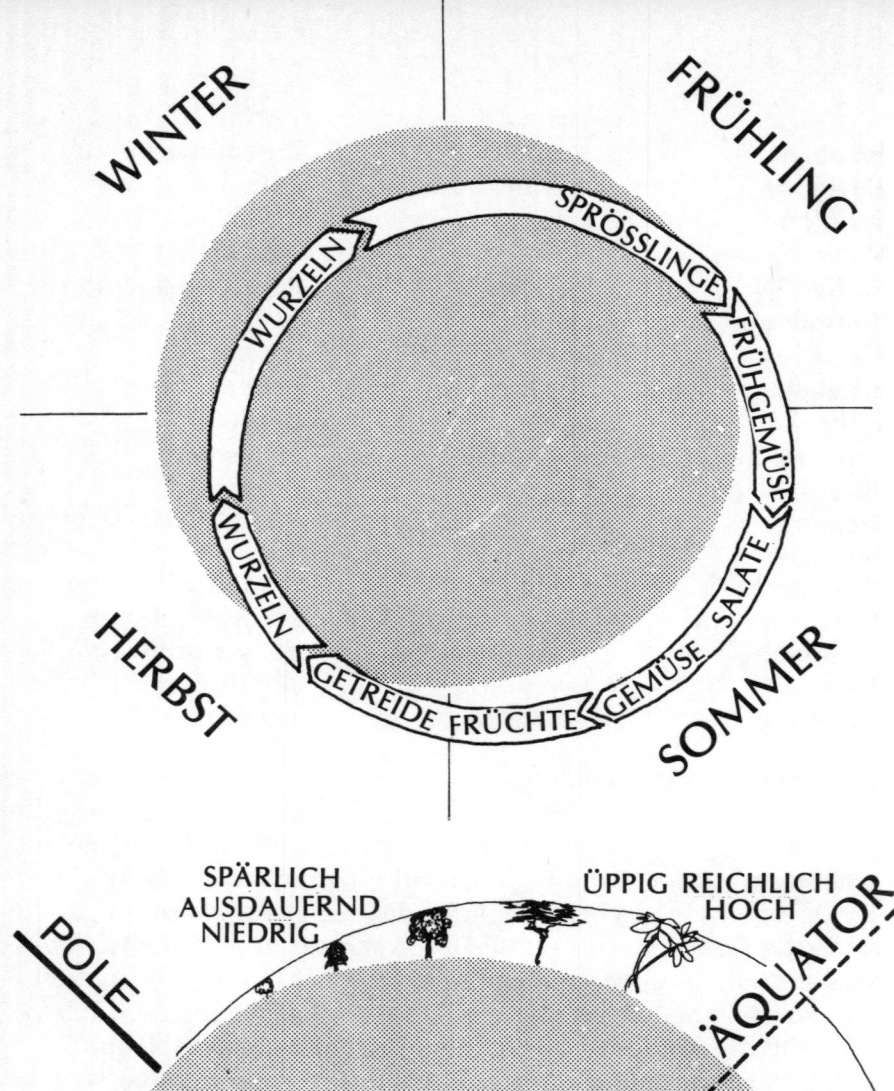

Der Zyklus der pflanzlichen Energie und ihr Verhältnis zu Jahreszeiten und Klima.

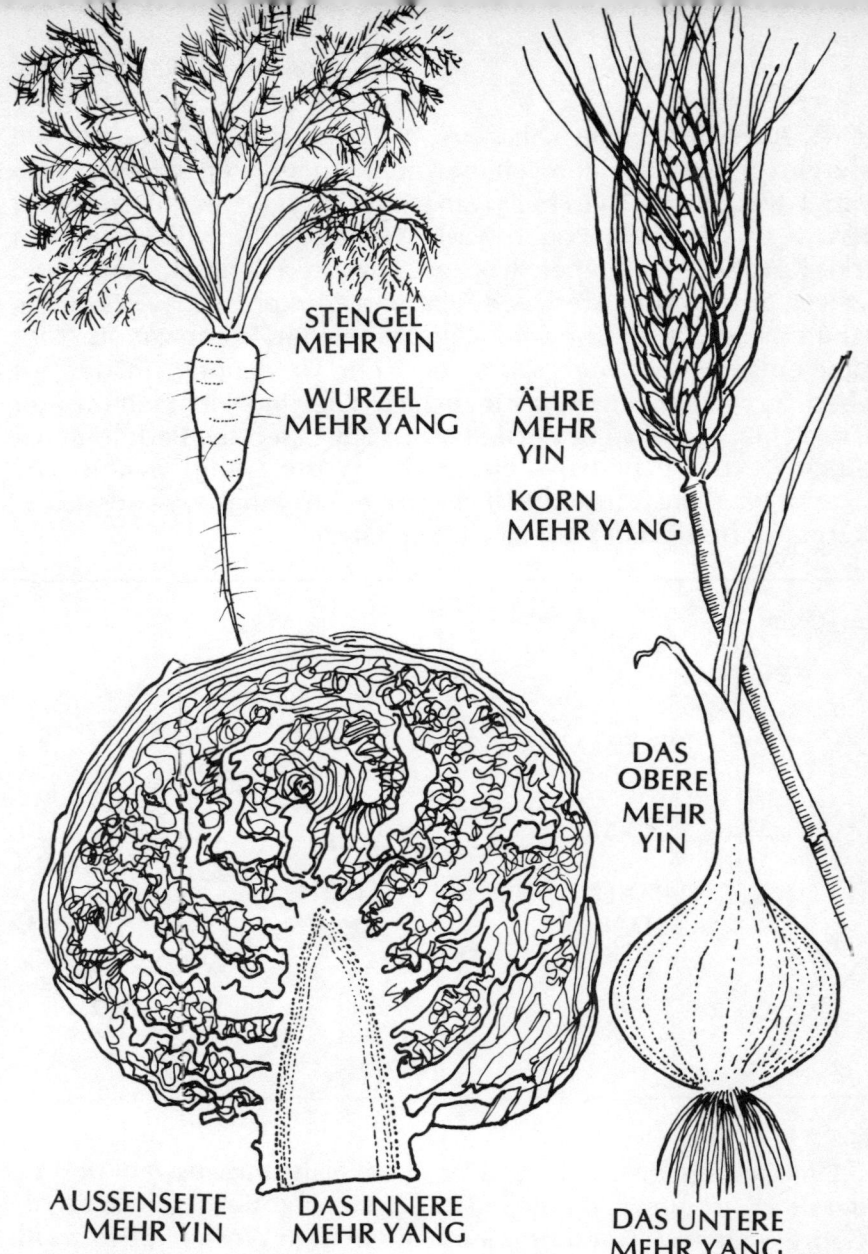

STENGEL
MEHR YIN

WURZEL
MEHR YANG

ÄHRE
MEHR
YIN

KORN
MEHR YANG

DAS
OBERE
MEHR
YIN

AUSSENSEITE
MEHR YIN

DAS INNERE
MEHR YANG

DAS UNTERE
MEHR YANG

Einige allgemein bekannte Nahrungsmittel und die Yin- und Yang-Faktoren innerhalb ihrer Struktur.

kehrt. Im Winter ist es kalt (yin). Während dieser Zeit steigt die Energie in der Pflanzenwelt herunter zu den Pflanzenwurzeln (yang). Im Sommer ist es heiß (yang); die Energie der Pflanzen wird herauf- und herausgezogen (yin). Wintergemüse, wie Pastinaken und Kürbisse, sind eher trocken, wachsen langsam und sind schwer. Sommerpflanzen, wie Salat und Gurken, wachsen schnell, haben mehr Wasser und sind allgemein heller. Wenn wir die Nahrung entsprechend der Saison und der Umgebung, in der wir leben, auswählen, können wir auch ein Gleichgewicht mit unserer natürlichen Umgebung herstellen. So z.B. essen die Beduinen die saftige Kaktusfrucht (yin), die in der Wüste (yang) wächst. Die Eskimos leben fast ausschließlich von Fleisch (yang), welches sie mit Wärme in ihrem kalten Klima (yin) beliefert.

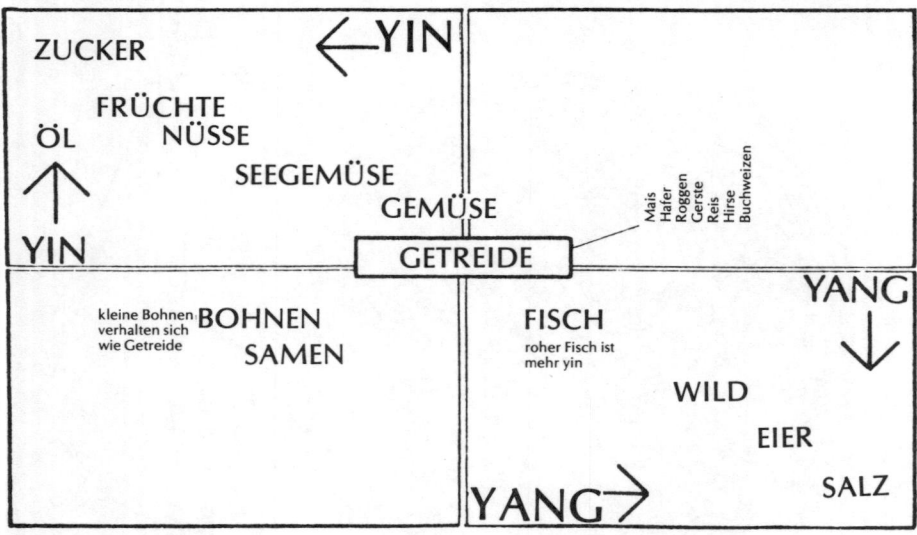

Der Gebrauch von Yin und Yang bei Nahrungsauswahl und Zubereitung ist ein wichtiger Teil der „Makrobiotik" — ein Wort, das Georges Ohsawa übernommen hat, um dem Westen die fernöstliche Ernährungsweise und medizinischen Grundsätze vorzustellen. Es ist eine Wortkombination von ‚makro' = groß und ‚biotik' = in der

Bedeutung: Bezogen auf Leben oder Lebendes. Makrobiotik ist ein Weg, der unser Leben bedeutender werden läßt, mehr verbunden mit der Umwelt, näher zur Unendlichkeit. Indem wir unsere Sensibilität für die Umgebung wiedererlangen, beginnen wir, unser Verhältnis zur Natur und unsere eigene Fähigkeit, Gesundheit und Schicksal frei zu bestimmen, zu erfahren. Die fernöstliche Diagnose, die Mängel oder Exzeß in unserer Nahrung anzeigt, ist ein wichtiges Werkzeug zur Übernahme aktiver Verantwortung für unsere Gesundheit. Wenn wir diese Zeichen erkennen, dann können wir die Nahrung, die wir essen, in der angemessenen Weise ändern. Entstehende Krankheiten können somit abgewendet werden, und wir beginnen gesund zu werden.

David Lasocki
William Tara

System und Methode der Diagnose

Versuchen Sie, wenn Sie diagnostizieren, die Gesamtstruktur der Menschen zu sehen. Betrachten Sie ihre Vergangenheit, Gegenwart und Zukunft — ihr Milieu, ihre physische und geistige Verfassung und ihre Entwicklungsmöglichkeiten. Was ist ihr Schicksal? Berücksichtigen Sie ihre Persönlichkeit, ihre Urteilsfähigkeit und ihr spirituelles Bewußtsein. Das System der Diagnose sieht drei Schritte vor: 1. Verstehen Sie die gesamte Umgebung der Person. 2. Sehen Sie ihre momentane physische und seelische Verfassung und verbinden Sie sie mit dem Gesamtbild. 3. Sehen Sie die Details — die Symptome. Die moderne westliche Medizin tendiert dahin, die ersten beiden Schritte zu übergehen und sich auf den dritten zu konzentrieren.

Die Methode der Diagnose umfaßt fünf Schritte:

1) Erfassen Sie intuitiv das Gesamte. 2) Hören Sie sich die Krankheitsgeschichte der betreffenden Person an. 3) Studieren Sie die Handschrift oder den ästhetischen Ausdruck. 4) Sehen Sie die Symptome. 5) Berühren Sie das Gesehene zur Bestätigung. Arbeiten Sie nach diesem System, fassen Sie nicht als erstes die Person an. Auf diese Weise kann sich Ihre Intuition entwickeln; sogar bei Abwesenheit der Menschen können Sie dann deren Zustand durch Intuition erkennen. Wenn sie dann zu Ihnen kommen, haben Sie bereits eine Vorstellung von ihnen. Sie mögen zwar nicht die Einzelheiten kennen, haben aber ein Gefühl, um welches Problem es sich handelt.

Sie kennen dies bereits aus persönlichen Erfahrungen. Beim

Zusammentreffen mit Menschen, die Ihnen fremd sind, haben Sie ein Gefühl für ihre Persönlichkeit oder ihre geistige Natur. Indem Sie die Symptome durch Zuhören, Beobachten und Berühren untersuchen, lernen Sie im einzelnen das, was sie bereits über die Menschen wissen. Indem sie Ihre Sensibilität entwickeln, können Sie sogar diagnostizieren, wenn jemand Sie anruft oder Ihnen einen Brief schreibt. Sind Ihre Fähigkeiten wirklich gut geworden, wird es gar nicht mehr nötig sein, überhaupt Menschen zu treffen. Aber da die Menschen damit natürlich nicht einverstanden wären, müssen wir sie treffen. Dennoch sollte das Zusammensitzen, das Gespräch mit ihnen, das Anfassen nur eine Bestätigung sein. Diese starke Intuition ist das Wesentliche der traditionellen fernöstlichen Medizin. Unglücklicherweise haben jedoch die meisten Ärzte — fernöstliche wie westliche — diese Fähigkeit verloren.

Lassen Sie uns System und Methode der Diagnose etwas näher betrachten. Beobachten Sie zuerst die Menschen und fragen Sie sich nach ihrem Alter. Ihr chronologisches Alter ist weniger wichtig als das biologische. Jemand, der chronologisch erst achtzehn Jahre alt ist, kann physisch viel älter sein. Gesunde Menschen sollten jünger aussehen als Durchschnittsmenschen gleichen Alters. Ein Zwanzigjähriger sollte zwei oder drei Jahre jünger erscheinen, ein Dreißigjähriger drei bis vier Jahre, ein Vierzigjähriger vier bis fünf Jahre usw..

Versuchen Sie als nächstes, den Stand ihrer geistigen Entwicklung zu erspüren: Beschäftigen sie sich mit Spirituellem? In welchem Bereich bewegt sich ihre Urteilsfähigkeit? Bestimmen Sie sodann, ob ihre Entwicklung glatt verläuft oder ob sie radikale Hochs und Tiefs haben. Sind sie ruhig oder unruhig? Um diese Tendenzen zu erkennen, schauen Sie sich ihr Profil an. Viele Mulden, Vertiefungen und entsprechende Erhebungen zeigen eine Tendenz an, zu Extremen zu neigen.

Auch sollten Sie die Umgebung, in der ein Mensch aufgewachsen ist, berücksichtigen: Kleinstadt, Großstadt oder auf dem Land. Ist sein Leben einfach oder hart? Ist er reich oder arm? Hierbei müssen Sie auf die Knochen achten. Menschen, die in der Stadt aufwachsen, sind generell schwächer als solche, die auf dem Land groß werden. Die Zartheit ihres Knochenbaus zeigt diese langfristige Schwäche.

Dann können Sie beginnen, diese Informationen zu nutzen, um sich die Vergangenheit und die Zukunft der Person zu vergegenwärtigen. Sie sollten in der Lage sein zu sehen, was auf sie zukommt, wenn sie in der Weise weiterleben wie bisher.

Mit dem Augenblick, in dem die Menschen gesünder werden, werden sie gesellschaftlich aktiver. Sie können erkennen, ob jemand das Potential für eine Führungsaufgabe hat. Die natürliche Fähigkeit der Führung zeichnet sich ab durch eine starke Konstitution, große Hände und große Ohren, die flach am Kopf anliegen.

Nachdem Sie einen generellen Eindruck gewonnen haben, sind die Details an der Reihe. Welche Art der Nahrung hat die betreffende Person bevorzugt, und welche Auswirkung hat diese auf ihre Gesundheit gehabt? Stellen Sie fest, welche Organe schwach sind — Herz, Milz, Dickdarm —, und prüfen Sie die Auswirkung dieser Schwäche auf die komplementären Organe (siehe Seite IX). Wenn z.B. das Herz schwach ist, prüfen Sie den Zustand des Dünndarms.

Nehmen wir uns z.B. die Milz vor. Um hier Probleme zu erkennen, schauen Sie auf die Knochenwülste oberhalb des Auges und die Peripherie des Ohres: Beides ist dann rot. Auch an den Seiten des Nasenrückens, die dann eine grünliche Färbung haben, können Sie eine Erkrankung der Milz erkennen.

Durch das Herausnehmen der Mandeln haben viele Menschen in der modernen Welt Milzprobleme. Wenn die Mandeln nicht mehr vorhanden sind, muß die Milz härter arbeiten. Die Belastung wird größer und Probleme können entstehen; speziell dann, wenn jemand Zucker, Chemikalien oder Medikamente zu sich nimmt. Das Entfernen der Mandeln schwächt die Abwehrkräfte, die für die Belastung benötigt werden, welche durch Einnahme solcher Stoffe entsteht. Die Milz ist Säuberungsorgan für Blut- und Lymphsystem, wie die Mandeln auch. Geschwollene Mandeln zeigen an, daß sich dort Giftstoffe angesammelt haben. Wenn die Mandeln herausoperiert werden, wird diese Funktion zerstört, und das Gift verteilt sich auf andere Körperstellen.

Die Diagnosemethode, die in diesem Buch gelehrt wird, ist ein unerläßlicher Teil der Vorbeugemedizin, die die Symptome nicht als Probleme, die es zu beseitigen gilt, ansieht, sondern als Zeichen für tiefergehende Ursachen, welche dann an ihrer Wurzel gepackt werden können.

Der Embryo

Wir müssen unterscheiden zwischen der *Kondition* und der *Konstitution* der Menschen. Die Konstitution wird vor der Geburt durch die Eigenschaften von Mutter, Vater, Vorfahren und durch die Nahrung der Mutter während der embryonalen Entwicklungsphasen bestimmt. Knochenstruktur, Gesichtsform, Größe des Schädels, Form der Hände und Füße und, in gewissem Maße, Größe und Umfang des Körpers und Länge der Beine — all dies stellt die Konstitution dar. Später dazukommende Charakteristiken, wie Farbe und Beschaffenheit der Haut, zeigen die Kondition eines Menschen an. Es ist relativ leicht, die Kondition eines Menschen durch gute Ernährung und neuen Lebensstil zu verändern, aber es ist fast nicht möglich, seine Konstitution zu ändern. Was dem Embryo während der Schwangerschaft widerfährt, ist ausschlaggebend für seine Gesundheit und sein Glück.

Unser Körper hat drei Hauptsysteme: Verdauungssystem, Nervensystem und Kreislauf. Das Verdauungssystem des Embryos ist innen (yang), das Nervensystem außen (yin) gelagert. Bei ihrer Entwicklung sammeln beide Systeme entgegengesetzte Faktoren und wechseln daher die Polarität. Minerale gehen in den Rücken, Proteine, Fette usw. zur Vorderseite. Das äußere Yin des Körpers zieht Yang an, wird hart und bildet die Wirbelsäule und den Rücken. Das innere Yang zieht Yin an, wird weich und bildet die inneren Organe. Dieser Vorgang ist ein gutes Beispiel dafür, daß Yin und Yang nicht gleichbleibend sind, sondern dynamisch, in stetem Wandel begriffen.

Der untere Teil des Verdauungssystems unterhalb der Bauchhöhle befaßt sich mit dem Yang-Anteil der physischen Nahrung (Festes und Flüssiges). Die Lungen entstehen oberhalb des Brustkorbs und entwickeln die Fähigkeit, die physische Yin-Nahrung (Luft) zu verarbeiten.

Das Nervensystem besteht ebenfalls aus zwei Teilen. Während

der Phase der menschlichen Evolution, als die Menschen noch kein Bewußtsein hatten, existierte nur ein einziges homogenes Nervensystem, welches orthosympathische Eigenschaften hatte. Dieses teilte sich sodann, um das Zentralnervensystem und das autonome

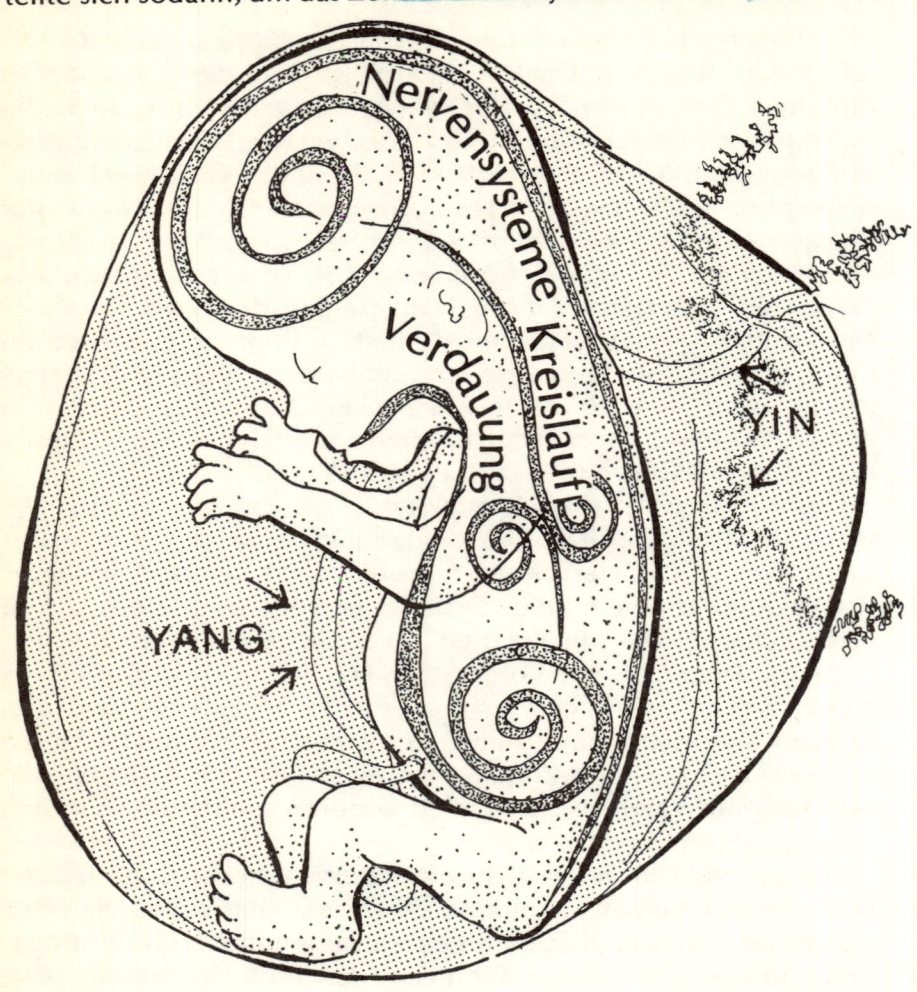

Die entsprechenden Positionen der drei Hauptsysteme im Embryo.

Nervensystem zu bilden. Schließlich teilte sich das autonome Nervensystem weiter auf in orthosympathische und parasympathische Systeme. Yin-Organe dehnen sich durch den Einfluß des orthosympathischen Systems aus und Yang-Organe ziehen sich zusammen. Das parasympathische System bewirkt ein Zusammenziehen der Yin-Organe und ein Ausdehnen der Yang-Organe.

Wie können wir die Funktionen des Kreislaufs in Yin und Yang unterteilen? Das Blut ist rot und aktiv (yang). Die Lymphe ist durchsichtig und sammelt langsam die benutzte Flüssigkeit von der Peripherie und transportiert sie zurück zum Herzen. Diese Systeme sind auch Yin und Yang, nämlich Verteilen und Sammeln.

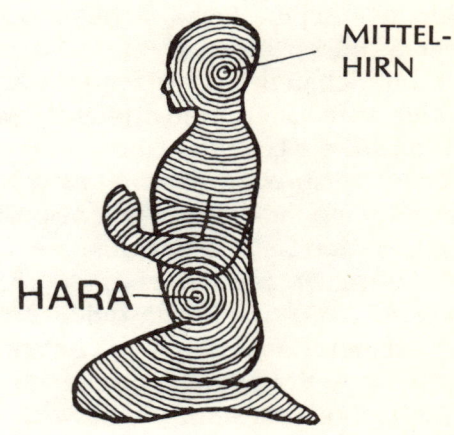

MITTEL-
HIRN

HARA

Der Körper hat zwei wesentliche Gegenstücke: Vorderseite und Rücken. Festes, Flüssiges und Luft werden sämtlich durch die vorderen Systeme (Verdauung und Atmung) aufgenommen. Das hintere System (Nervensystem) nimmt alle Vibrationen — kurze, lange, magnetische — auf. Die Nahrung, die yang ist, wird spiralförmig herabgezogen und vom unteren Zentrum aus befördert. Die Vibrationen, die yin sind, tendieren nach oben, auch in spiralförmiger Bewegung, zum Gehirn. Die metaphysische Bezeichnung dieser beiden Regionen ist „Hara" und „drittes Auge". Sie sollten warm und kalt bzw. yang und yin gehalten werden. Wenn die vorderen und hinteren Aktivitäten nicht gut koordinieren, kann man die Nahrung und die Nervenimpulse nicht kontrollieren.

Kreislauf, Verdauung und Nervensystem sammeln sich alle um die Mundregion. Diese Stelle ist die festeste des Körpers, am meisten yang. Yang kann sammeln und hereinnehmen; von da aus essen und atmen wir. Yang ist auch aktiv; diese Stelle hat auch Bewegung — wir sprechen damit. Der Mund ist das Zentrum unseres Körpers. Von dort aus wenden wir unser Bewußtsein und unsere Freiheit an. Er ist der Drehpunkt unserer körperlichen Funktionsfähigkeit. Durch die Kontrolle über unser Essen, Atmen und Sprechen haben wir auch die Kontrolle über unser Leben.

Ob die Mundpartie yin oder yang ist, das ist der bestimmende Faktor eines jeden Menschen Persönlichkeit oder Spiritualität. Diese Stelle ist der Schlüssel zum gesamten Körper; wir müssen lernen, darin zu ‚lesen'. Schauen Sie Ihre Freunde an — ist ihr Mund fest geschlossen oder nicht, ist er offen oder geschwollen usw..

Im folgenden Bild wird die Lage des Embryos dargestellt: Die inneren Organe entsprechen der embryonalen Lage von Armen und Beinen. Fußknöchel und Gesäß entsprechen den Organen auf dieser Ebene — den Geschlechtsorganen. Der mittlere Teil der Beine den Verdauungsorganen. Die Region um Knie und Ellenbogen entspricht Leber, Milz und Bauchspeicheldrüse. Die Hände sind vor der Brust gefaltet. Das Handgelenk entspricht daher dem Organ auf dieser Ebene — der Lunge. Es ist auch möglich, daß die Hände vor dem Gesicht gefaltet sind. Wenn wir entsetzt sind oder verlegen oder weinen, gehen unsere Hände automatisch zum Gesicht; wir yangisieren uns, und unsere Hände nehmen die embryonale Haltung ein.

Nach der Geburt hängen unsere Arme seitlich herunter, und es entsteht eine Verbindung zu den Regionen, in deren Nähe sie nun sind. Die Handgelenke beginnen, die Sexualfunktionen zu repräsentieren. Wenn unsere Handgelenke steif sind, ist der Energiefluß in den Geschlechtsorganen blockiert — starr. Sind die Handgelenke beweglich, funktionieren auch die Geschlechtsorgane gut.

Den Sommer über können Sie die körperliche Verfassung der Menschen gut studieren, wenn sie Shorts oder Badeanzüge tragen.

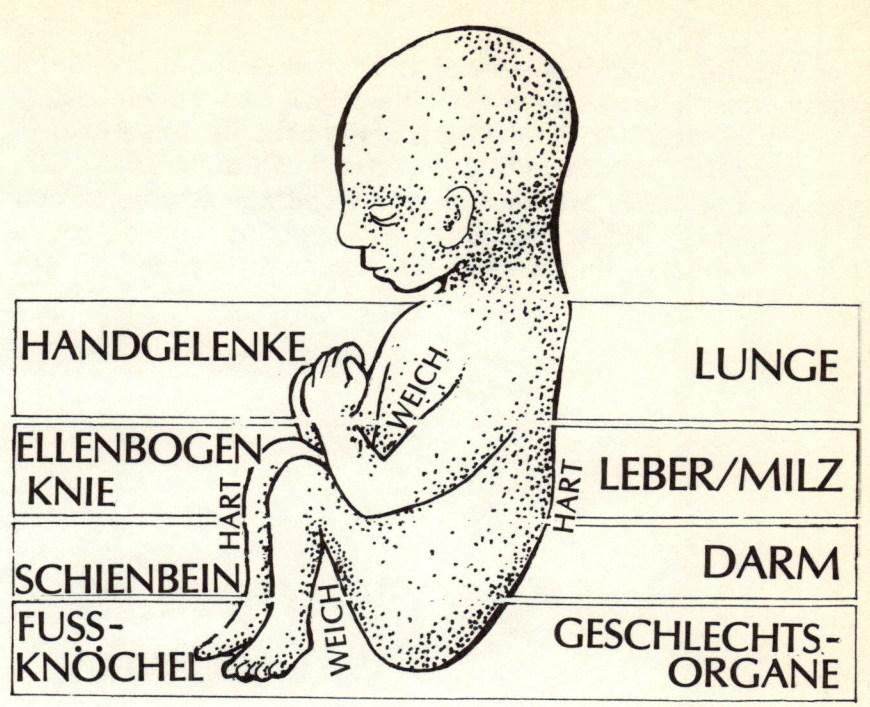

HANDGELENKE	WEICH		LUNGE
ELLENBOGEN KNIE	HART	HART	LEBER/MILZ
SCHIENBEIN	WEICH		DARM
FUSS- KNÖCHEL			GESCHLECHTS- ORGANE

Achten Sie auf alle Narben, Haare, Flecken, Venen. Stellen Sie fest, an welchen Stellen der Körper entspannt oder angespannt ist, und beachten Sie die gesamte Hautfarbe. Durch Massage läßt sich jedoch das ganze Jahr hindurch die Kondition der Menschen diagnostizieren. Gibt es z.B. an den Beinen irgendwo Stellen, die wässerig, gespannt oder geschwollen sind? Denken Sie daran, daß die Fußknöchel den Geschlechtsteilen entsprechen; die Achillessehne sollte gespannt sein. Die Wade entspricht dem Darm. Der Zustand von Leber, Milz und Bauchspeicheldrüse kann etwas weiter oben an den Beinen festgestellt werden.

Wenn die Wirbelsäule gebogen ist, so sind die Organe, die auf der gleichen Ebene liegen, entweder geschwollen oder angespannt. Es kann sehr leicht passieren, daß sich der Knorpel zwischen den Rückenwirbeln ausdehnt und herausspringt. Sind die Zwischenräume der Rückenwirbel gleichgroß? Bei einem zu großen Zwischenraum ist die dahinter befindliche Region zu yin — ausgedehnt durch Zucker oder zuviel Flüssigkeit. Ist der Zwischenraum zu klein, ist die Region zu yang — angespannt durch zu viel Fleisch oder Salz, was selten vorkommt. Wenn Sie stark an einer Stelle drücken und es schmerzt, ist das entsprechende Organ nicht in Ordnung.

Das Gesicht

Niemand hat einen perfekt proportionierten Körper oder Kopf. Jeder von uns ist verschieden. Die Nahrung, mit der wir im Mutterleib ernährt wurden, ist dafür verantwortlich. Gesichtsproportionen können uns viel über die Konstitution eines Menschen — seine Kondition zum Zeitpunkt der Geburt — mitteilen. Wir können das Gesicht in drei Sektionen, wie auf dem Diagramm, aufteilen:

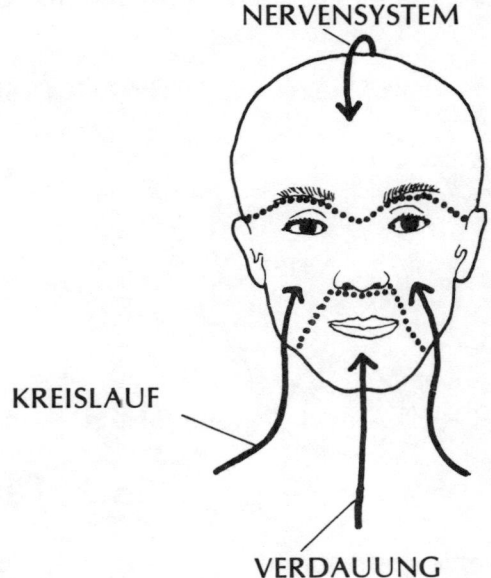

Die drei Sektionen des Gesichts und die Entwicklung der entsprechenden Hauptsysteme des Körpers.

Während der ersten sieben Tage nach der Empfängnis bewegt sich das befruchtete Ei durch den Eileiter in die Gebärmutter, wo es sich einnistet. Innerhalb der nächsten 21 Tage wächst der Organis-

mus schnell. Diese ersten 28 Tage sind für das Grundmuster verantwortlich, wonach sich die obere Gesichtshälfte entwickeln wird.
Wenn innerhalb dieses Zeitraums Chemikalien oder Medizin ein-
genommen werden, bewirkt das Probleme für das gesamte Leben
dieses Menschen (die Probleme sind geringer, wenn die Drogen
vor dem Einnisten des Eies genommen wurden). Muttermale entstehen gewöhnlich in diesem Zeitraum. Der Mittelteil des Gesichts
hat seine Hauptentwicklungsphase während der nächsten 63 Tage.
Nach 91 Tagen sind zumeist alle Strukturen geformt. Der untere
Gesichtsteil entwickelt sich überwiegend in den verbleibenden 189
Tagen vor der Geburt. Beachten Sie, daß alle genannten Zeiträume
— 7, 21, 63 und 189 Tage — in einem Verhältnis von eins zu drei
zunehmen.

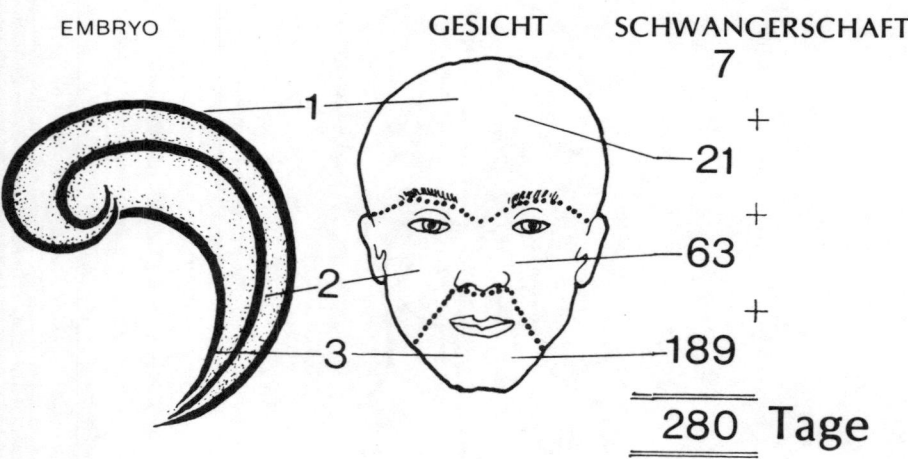

Die Entwicklung der Systeme des Embryos.

Die drei embryonalen Systeme entwickeln sich kontinuierlich, in
der grundlegenden Phase jedoch spielt sich die Entwicklung der
einzelnen Systeme folgendermaßen ab: Während der ersten drei
Monate entwickelt sich das Nervensystem sehr schnell. Die darauf-
folgenden drei Monate haben das Kreislaufsystem und die Organe,
welche das Blut filtern und ausgleichen, ihre schnelle Entwick-

lungsphase. Die letzten drei Monate findet in Atmungssystem und Verdauungssystem die wichtigste Entwicklung statt. Das yangigste System (Nervensystem) entsteht an der Peripherie der embryonalen Spirale (dem yinnigsten Teil). Das Verdauungssystem — hohl (yin) — entsteht am Zentrum der Spirale (der yangigsten Lage). Zwischen diesen beiden Systemen liegt der Kreislauf als der ausgleichende Faktor.

Da die Schwangerschaft neun Monate dauert, erleben wir nur drei Jahreszeiten im Mutterleib. Unsere Entwicklung kann in vier verschiedenen Konstellationen stattfinden, entsprechend den Jahreszeiten: Frühling, Sommer, Herbst; Sommer, Herbst, Winter; Herbst, Winter, Frühling; Winter, Frühling, Sommer. In allen Zeiten

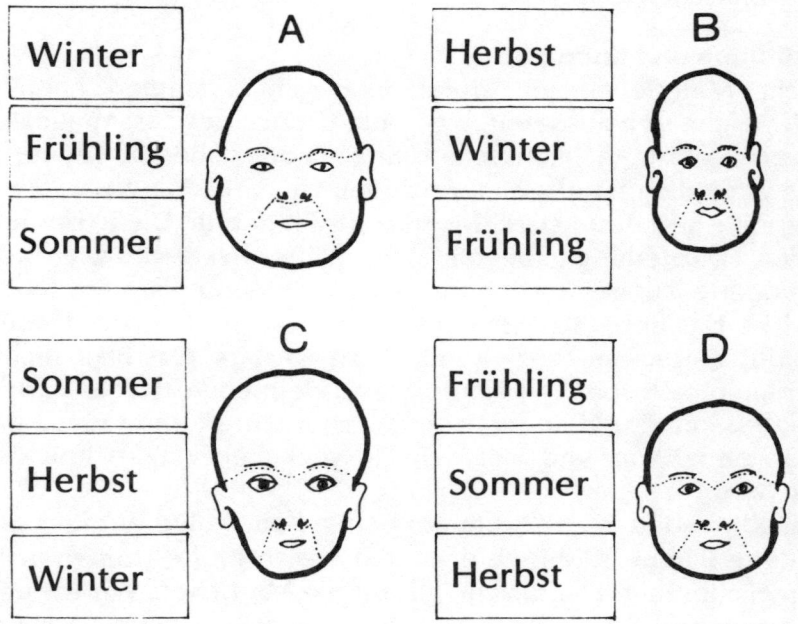

Typ A ist zuversichtlich und sachlich.
Typ B ist eher romantisch und emotional, sentimental, idealistisch.
Typ C tendiert zum Denker, intellektuell.
Typ D ist aktiv, ein Mensch der Tat.

haben die Menschen im Winter yangigere und im Sommer yinnigere Nahrung gegessen. Dies bewirkte entweder Zusammenziehen (Yang) oder Ausdehnung (Yin) des Gesichtsteils, der sich in der betreffenden Jahreszeit entwickelte. Wir können heute noch bei Menschen über vierzig Jahre klar erkennen, in welcher Jahreszeit sie geboren wurden. Da wir aber mittlerweile so viele Dinge zu uns nehmen, die außerhalb der Jahreszeit liegen, wie z.B. Eis und Bananen im Winter, haben jüngere Menschen andere Gesichtsproportionen.

Wenn die traditionellen Richtlinien der Ernährung befolgt werden, entstehen die vier Grundformen des Gesichts, die den vier möglichen Konstellationen der Jahreszeiten innerhalb einer Schwangerschaft entsprechen.

Konstitution und Kondition

Jegliche Materie entsteht durch eine sich zusammenziehende Kraft, welche sich ausdehnt, wenn die Grenze des Zusammenziehens erreicht ist. Alle materiellen Dinge haben daher die Tendenz, innen yang (dicht) und außen yin zu sein. Je stärker die zusammenziehende Kraft, desto stärker ist die ausdehnende. Die in der folgenden Darstellung abgebildeten Blätter zeigen, wie sich verminderte Zusammenziehung bei zunehmend warmem Klima auswirkt. Das linke Blatt ist ein Immergrün aus einer nördlichen Gegend; die zusammenziehende Kraft ist stark. Das Blatt rechts gehört in eine tropische Region; die ausdehnende Kraft ist stärker als die zusammenziehende. Das Blatt in der Mitte kommt aus einem gemäßigten Klima und weist ein ausgeglichenes Verhältnis der Kräfte vor.

Das Klima und die Nahrung im Boden haben eine Wirkung auf alle diese Bäume. Die inneren und äußeren Kräfte streben nach Ausgeglichenheit. Das gleiche gilt für die Menschen. Wir werden von Natur und Gesellschaft beeinflußt, und wir erzeugen unsere eigene Kraft. All dies wirkt sich auf unser Aussehen aus. Wir haben keine Kontrolle über die äußeren Kräfte, aber durch unsere Nahrung können wir die inneren Kräfte beeinflussen. Bezogen auf die Aufnahme physischer Nahrung: Essen wir im Übermaß oder vor-

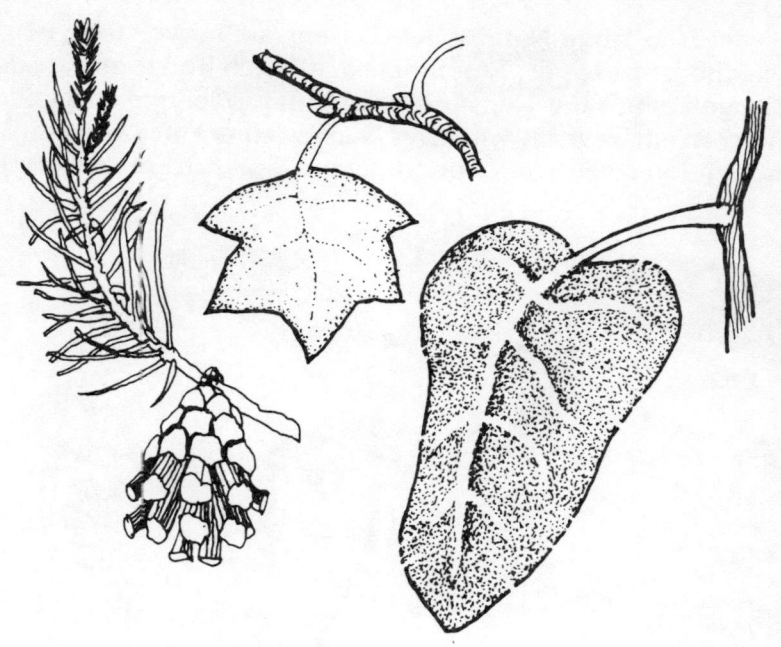

wiegend Yin-Nahrung, ist unsere innere Kraft ausdehnend. Essen wir wenig oder Nahrung, die mehr yang ist, ist unsere innere Kraft konzentrierter.

Im Gesichtsausdruck können wir das Wirken der inneren Kraft sehen. Einige Menschen haben mehr innenliegende Augen (yangige innere Kraft), andere Menschen haben mehr hervorstehende Augen (yin). Menschen mit flacher Nase haben Schwierigkeiten, damit eine Brille festzuhalten; da sie aber sehr yang sind, brauchen sie selten eine Brille.

Wenn Sie Menschen auf der Straße beobachten, werden Sie feststellen, daß einige einen nach außen geschwollenen Mund haben, andere wiederum haben schmale Lippen. Menschen mit schmalen Lippen sind gewöhnlich stark, aber auch oft unflexibel.

Die vertikale Richtung ist yin (ausdehnende Kraft, Bewegung von der Erde weg), die horizontale Richtung ist yang. Daher sind lange, schmale Augen mehr yang; große Augen (mit mehr vertikaler Kraft) mehr yin. Eine lange Nase, speziell, wenn sie hervorsteht, ist yin; eine flache ist yangiger. Nasenlöcher, die sich horizontal ausdehnen, zeigen eine Yang-Konstitution an. Ein großer, gut ausgebildeter Kiefer ist ein weiteres, wichtiges Zeichen einer Yang-Konstitution. Menschen mit solch einer horizontalen Gesichtsform sind oft sehr aktiv.

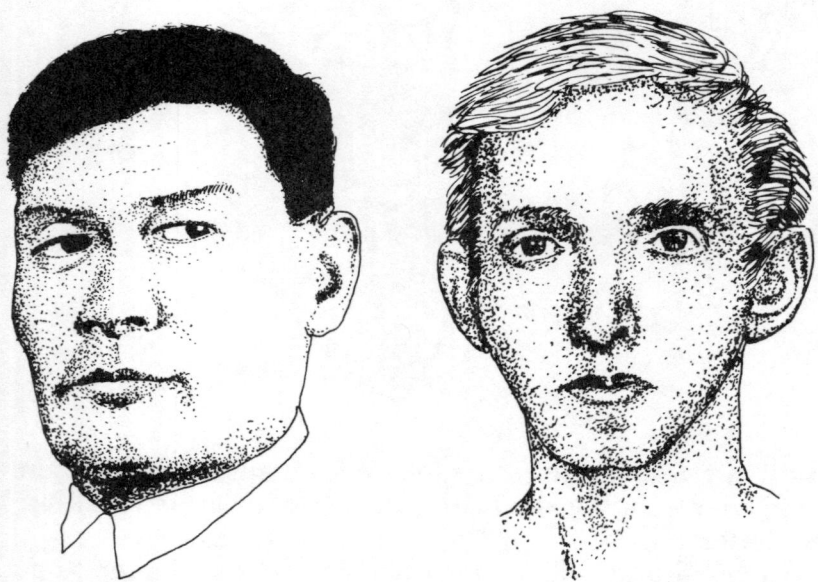

links: Ein Beispiel einer yangigen Gesichtsstruktur.
rechts: Das Gesicht ist yin, geprägt durch vertikale Bewegung.

Die Konstitution eines Menschen entsteht im Mutterleib. Vor der Geburt bildet sich die Gesichtsstruktur. Soweit es die Konstitution betrifft, sind horizontale Linien ein Zeichen für Yang. Nach der Geburt treten jedoch Merkmale wie Falten auf. Vertikale Ausdehnung (yin) löst eine Faltenbildung der Haut in horizontalen Linien aus. Solche Falten finden sich gewöhnlich auf der Stirn ein, ausgelöst durch zu viel Flüssigkeit (yin).

Vertikale Linien zwischen den Augen zeigen Probleme mit Leber und Gallenblase an. Unterhalb der Leberregion, zu beiden Seiten

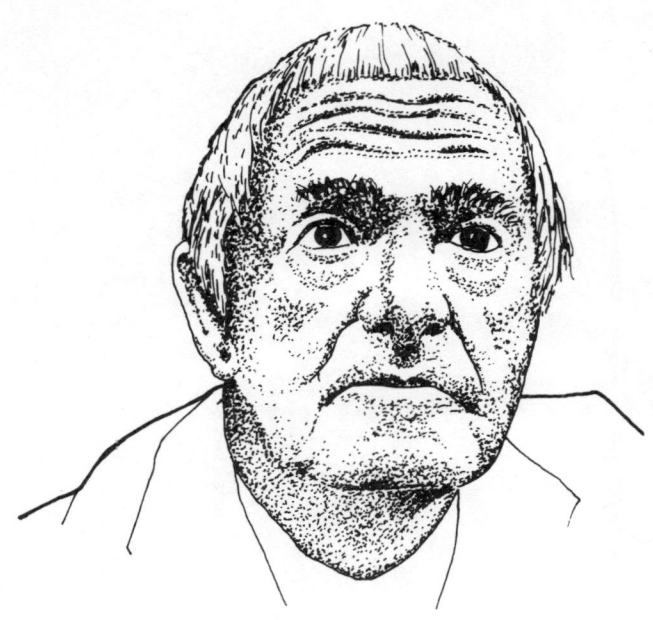

*Ein Beispiel horizontaler Linien auf der Stirn und unter den Augen,
bedingt durch ein Übermaß an Flüssigkeit, nicht bedingt durch die
Gesichtsstruktur.*

der Nase, liegt der Bereich, der Milz und Bauchspeicheldrüse entspricht, und da diese die Komplementärorgane des Magens sind,
auch dem Magen. Die grüne Färbung, die in diesem Bereich häufig
zu sehen ist, deutet auf Probleme mit Magen und Milz.

Da die Form der Augenbrauen durch die darunterliegende Knochenstruktur bestimmt wird, ist sie eine Indikation für die Konstitution eines Menschen. Wenn eine Mutter während der Schwangerschaft vornehmlich Yang-Nahrung ißt, speziell Fleisch, werden die
Augenbrauen ihres Kindes zur Gesichtsmitte hin nach unten gebogen sein. Vegetarier haben eine nach unten gebogene Form am
äußeren Ende der Augenbrauen.

Länge und Dichte der Augenbrauen werden nach der Geburt
bestimmt. Wenn Sie Ihre Augenbrauen verlieren, so fallen sie von

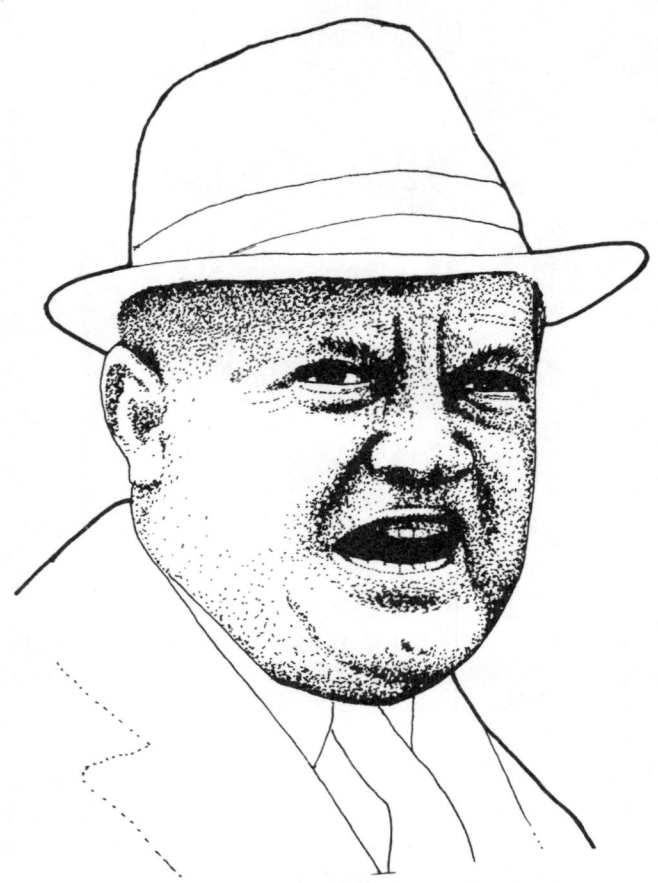

Vertikale Linien, wie die hier über der Nase zwischen den Augenbrauen, entstehen durch ein Übermaß an Yang-Nahrung. Es sind Anzeichen einer schlechten Leber.

außen beginnend aus. Lange Augenbrauen sind ein Zeichen von Glück und Langlebigkeit. Dichte zeugt von starker Vitalität; dünne Augenbrauen sind ein Zeichen für schwache Vitalität.

Die mittlere Gesichtspartie ist eigentlich eine große Spalte, ähnlich der Gehirnstruktur. Im Nasen- und Mundbereich gibt es eine

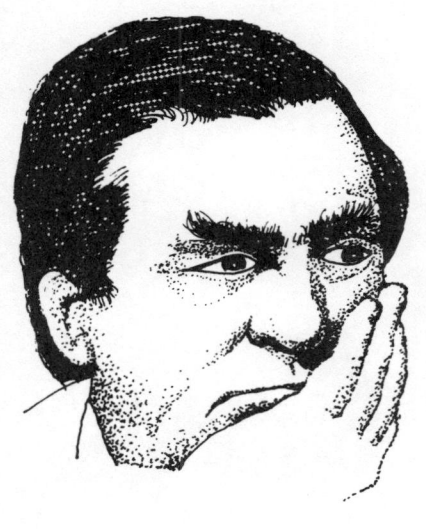
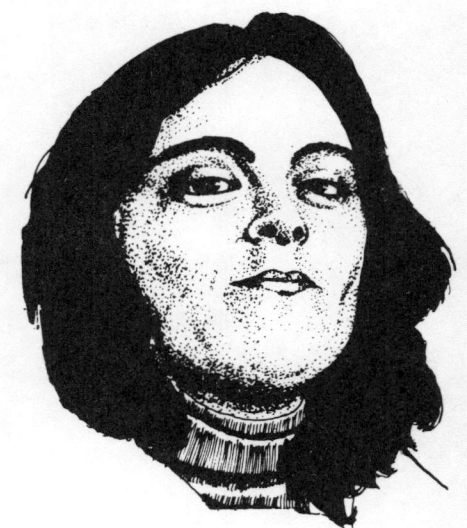

links: *Die Augenbrauen haben einen starken Bogen zur Mitte hin, ein Zeichen für übermäßigen Verzehr von tierischer Nahrung.*

rechts: *Die Augenbrauen sind yinniger und nach außen gebogen.*

Häufung von Gesichtszügen (yang). Spalten an Nase und Mund sollten nicht sein; wir sehen jedoch oft eine Spalte auf Nasenspitze oder Lippe. Dies weist auf schlechte Koordination zwischen beiden Körperhälften hin. Eine Spalte in der Nase bedeutet, daß die beiden Seiten des Herzens nicht im Gleichgewicht sind, das sogenannte Herzrauschen. Menschen mit solchen Spalten haben wenig Durchhaltevermögen, sie können nicht gut rennen. Dieser Zustand besteht gewöhnlich von Geburt an, kann sich aber durch schlechtes Essen verschlimmern.

Der Extremfall einer Spalte in den Lippen ist die sogenannte Hasenscharte, ein Hinweis auf zuviel Yin. Sie entsteht im Mutterleib, wenn die Nahrung, die die Mutter ißt, nicht genügend Yang-

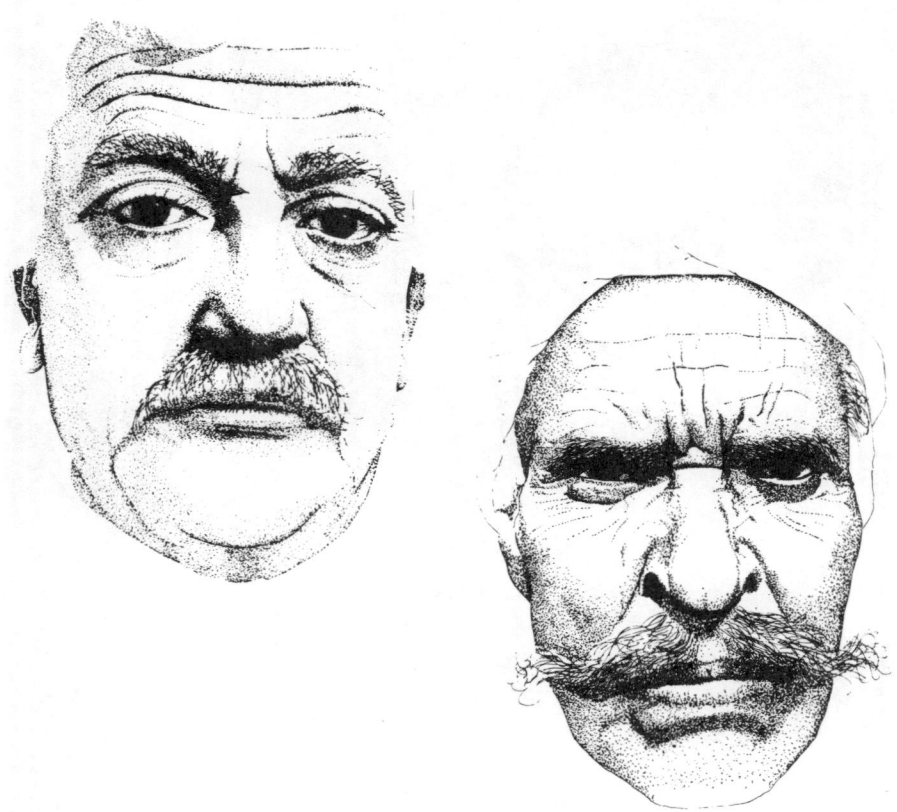

Gesichtsfalten entstehen durch Yin- und Yang-Kräfte. In der oberen Abbildung sehen wir Linien ausgelöst durch Yin (Ausdehnung), das eine aufsteigende Tendenz hat und horizontale Falten bewirkt. Zucker, Fett und Flüssigkeit können alle die Ursache für diese Linien sein. Die untere Abbildung zeigt die zusammenziehende Yang-Kraft, die vertikale Falten erzeugt. Diese Kraft kann durch tierische Nahrung oder zuviel Salz entstehen.

Kraft hat, und die zusammenziehende Kraft, die das Gesicht formt, nicht ausreicht.

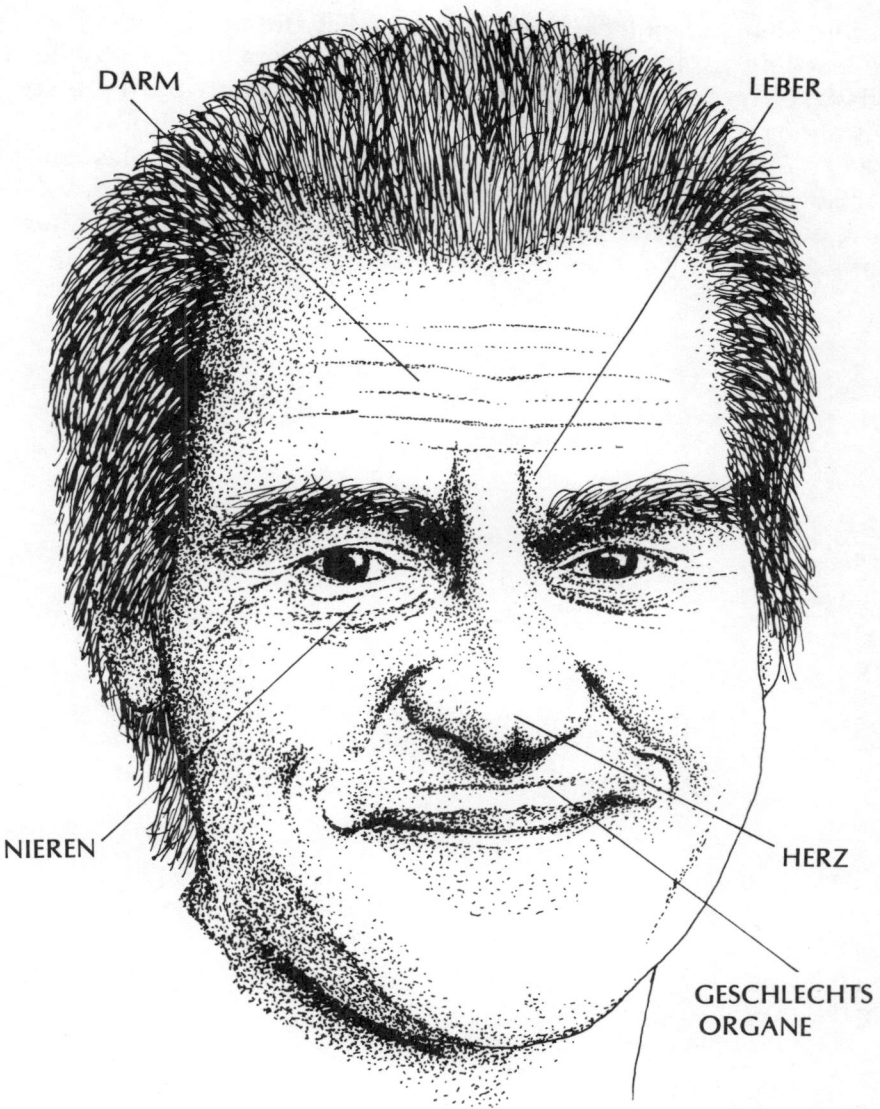

DARM

LEBER

NIEREN

HERZ

GESCHLECHTS
ORGANE

Hier können wir die Bedeutung der Falten sehen, die im Gesicht am häufigsten auftreten. Die Schwere des Problems zeigt sich in der Tiefe der Falten.

Wenn jemand eine geschwollene Nase hat, die weich und wässe-rig erscheint, zeigt das, daß das Herz durch Einnahme von zuviel Flüssigkeit geschwollen ist. Ist die Schwellung fett und hart, so bestehen Probleme in den Nebenhöhlen, ausgelöst durch ein Über-maß an Butter und Käse in der Ernährung. Die Region um das Herz hat Fettablagerungen. Menschen mit einer solchen harten Schwel-lung neigen zu Herzinfarkten; das Herz ist geschwollen und daher unflexibel.

Die Augen

Um das Verhältnis der Augen zum Körper als Ganzes zu verstehen, müssen wir uns die menschliche Evolution ansehen. Im Fischstadium waren Augen, Verdauungs- und Nervensystem in einer ziemlich geraden Linie angelegt. Deshalb besteht auch bei uns zwischen Augen und Verdauungs- und Nervensystem eine Verbindung. Soweit es das Verdauungssystem betrifft, repräsentieren die Augen in erster Linie die Leber. Viele Leberprobleme können als erstes in den Augen festgestellt werden. Auf das Nervensystem bezogen sind die Augen dort, wo das System an die Oberfläche kommt. Sie reflektieren die Kondition des gesamten Nervensystems und letztendlich die

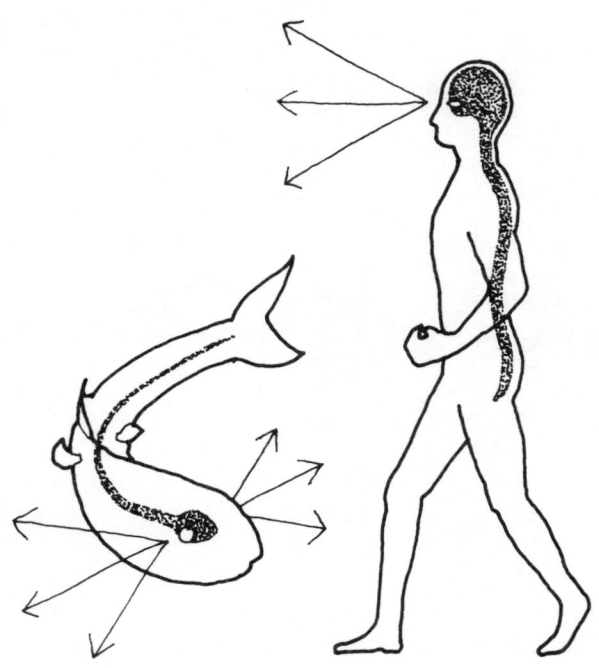

Kondition eines jeden Organs, da dieses System mit allen Organen des Körpers verbunden ist.

Groß-, Klein- und Mittelhirn befinden sich an der Spitze des zentralen Nervensystems, das entlang der Wirbelsäule herabläuft — wie eine Blume und ihr Stengel. Das visuelle Zentrum korrespondiert mit dem hinteren Hirn in einem Rückseite-Vorderseite-Verhältnis. Eine ähnliche Verbindung besteht zwischen hinterem Hirn und Leber.

Das Gesicht ist durch Yang-Kraft entstanden, die von hinten

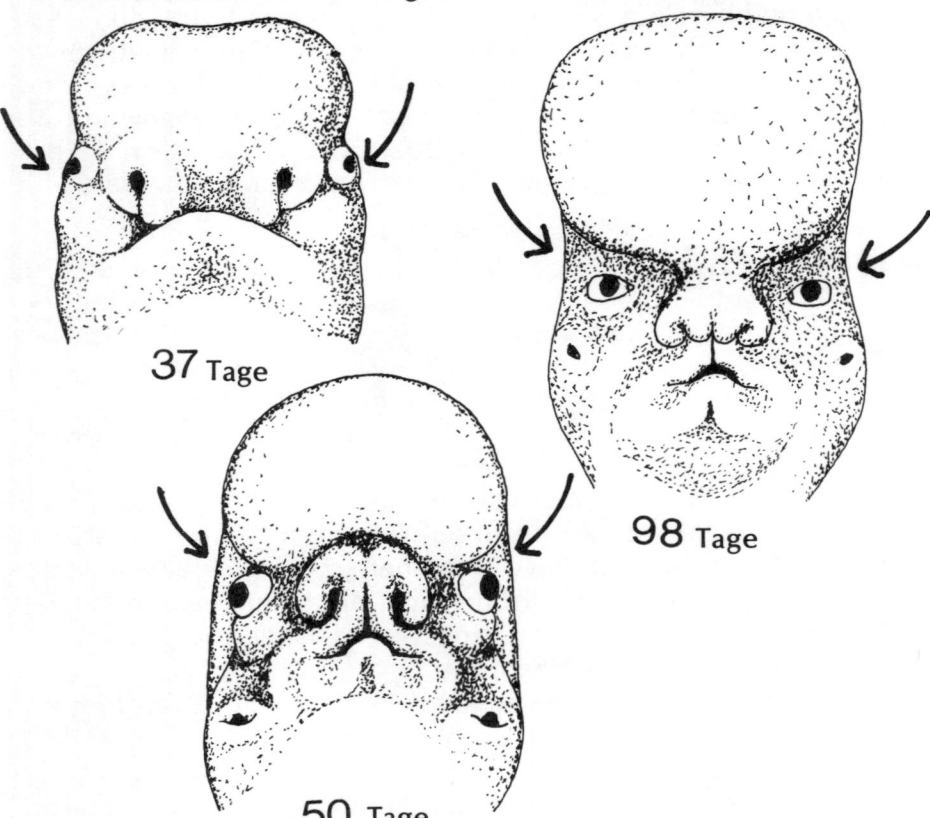

Drei Entwicklungsstadien des Gesichts beim Embryo, die die zusammenziehende Kraft zeigen, die die Gesichtszüge formt.

drückte und die beiden Gesichtshälften sich nach vorne bewegen und zusammenschließen ließ. In einem frühen Entwicklungsstadium des Embryos sind die Augen an der Seite des Kopfes wie beim Fisch angeordnet. Wenn in dieser Schwangerschaftsperiode die Yang-Kraft gefehlt hat, werden die Augen des Kindes weit auseinanderstehen. Sie zeigen somit yinnigeren Charakter, Mangel an Vitalität und eine Tendenz zu Isolation und Trennung im Leben. Im Orient bezeichnet man solch ein Gesicht als ‚Witwengesicht‘.

Sanpaku

Das japanische Wort ‚Sanpaku‘ bedeutet wörtlich drei (san) Weiß (paku). Es bezieht sich auf einen Zustand, bei dem im Auge drei weiße Seiten um die Iris herum zu sehen sind. Unteres Sanpaku ist die am häufigsten vorkommende Art; weiß an beiden Seiten und unterhalb der Iris — entstanden durch Ausdehnung (Yin). Durch ein Übermaß an Yin wird der Augapfel größer; er rollt nach oben, da er auf Knochen liegt und auf seiner Achse rotieren muß. Das obere Sanpaku, bei dem sich das Weiße an den Seiten und oberhalb der Iris befindet, wird durch Zusammenziehen (Yang) ausgelöst. Deshalb haben alle Neugeborenen (sie sind yang) oberes Sanpaku. Diesen Zustand finden wir auch oft bei gewalttätigen Menschen.

Wenn wir im üblichen Sinn sanpaku werden — unteres Sanpaku —, heißt das, der gesamte Körper wird zu yin. Anstatt die gewünschte Straffheit beizubehalten, werden Muskeln, Herz, Gehirn, kurz alle Organe, schlaff. In unserer modernen Gesellschaft ist praktisch jeder sanpaku. Einige Menschen scheinen es nicht zu sein, solange sie geradeaus sehen. Aber macht man einen Test und läßt sie 45 Grad nach oben schauen, nur einer von Tausenden oder Zehntausenden hat überhaupt kein Sanpaku.

Sanpaku tritt im Verhältnis zu dem Grad des Exzesses auf, der es verursacht hat. Je mehr Weiß zu sehen ist, desto schlechter ist der Zustand des Betroffenen.

Es gibt noch eine weitere Form des Sanpaku, nämlich in Zusammenhang mit hervorstehenden Augen. Solch eine horizontale Ausdehnung ist weniger yin als die vertikale Ausdehnung, die wir gerade besprochen haben, aber sie ist trotzdem ein Zeichen von Krankheit.

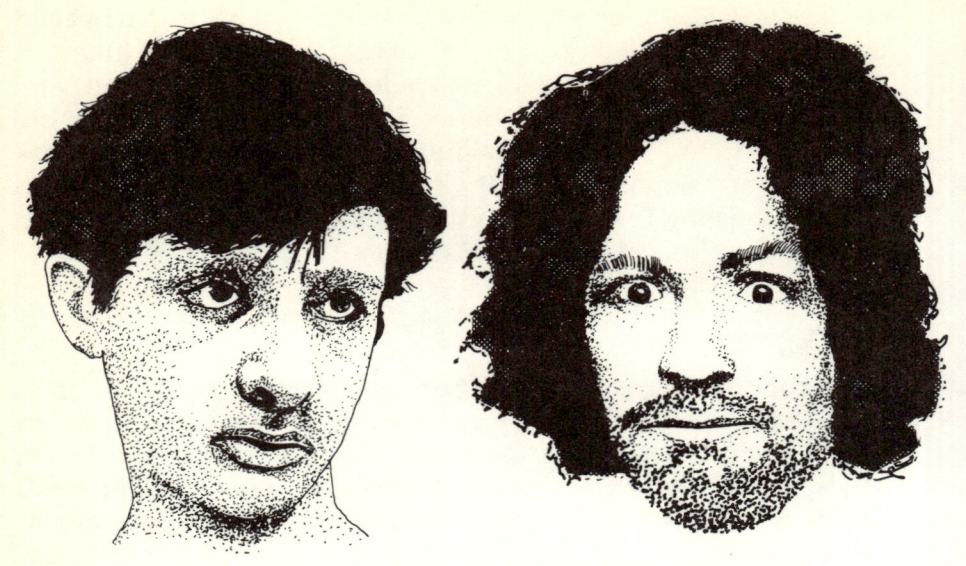

Unteres Sanpaku
YIN

Oberes Sanpaku
YANG

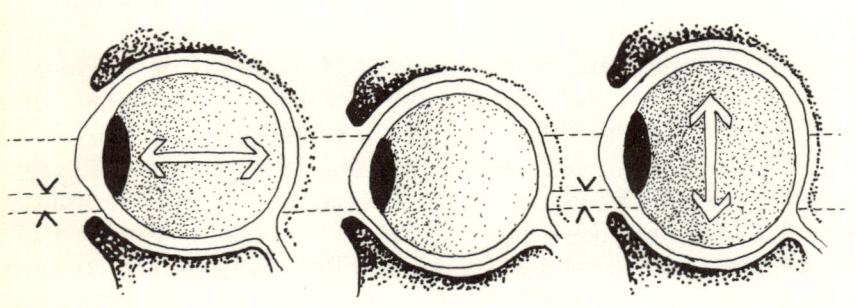

Horizontale
Ausdehnung

Normales
Auge

Vertikale
Ausdehnung

Wenn horizontale Ausdehnung auftritt, ändert sich die Sehkraft. Der Abstand zwischen Linse und Netzhaut hat sich verändert und löst Kurzsichtigkeit aus. Die übliche Form von Sanpaku resultiert häufig in Weitsichtigkeit.

Im Fernen Osten erkennt man in beiden Formen, der vertikalen wie auch der horizontalen, Zeichen von Unglück oder Gefahr. Im Fall von Sanpaku schwellen Zentralnerv und Mittelhirn, die normalerweise fest sind, an, und daher ist das Wahrnehmungsvermögen nicht mehr präzise. Wenn sich die Zellen des Großhirns ausdehnen, ist ihr Wahrnehmungsvermögen bezüglich elektromagnetischer Energie schlecht. Schwellen diese Zellen an und werden wässerig, werden die Gedanken einseitig, beschränkt oder durcheinander; der Blick für das Gesamte ist verloren.

Ein gesunder Mensch hat eine enorme Urteilsfähigkeit und ist gewöhnlich in der Lage, eine Gefahr im Ansatz zu spüren. Bei uns sollten diese Fähigkeiten mindestens genauso ausgeprägt sein wie bei den Tieren. Ratten flüchten oft schon vor dem Ausbruch von Feuer oder vor dem Untergang von Schiffen. Für den Winterschlaf graben Schlangen ungewöhnlich tiefe Löcher, wenn der Winter extrem kalt sein wird. Unsere Vorfahren wußten, wie die natürliche Umgebung sich verändern würde. Sie wußten, ob ein Wirbelsturm sich nähern würde. Ohne irgendeine Wettervorhersage zu hören, wußten sie bereits mehrere Tage vorher Bescheid und konnten sich schützen. Diese Menschen kannten die Ordnung des Universums, und sie machten Gebrauch davon. In alter Zeit gab es viele solche Menschen, während es heute nur noch wenige sind.

In der Generation Ihrer Großeltern gab es viele Menschen, die wußten, wann sie sterben würden. Meine Großeltern, die in den Achtzigern starben, wußten es einige Tage vorher. Sie säuberten ihre Zimmer, ordneten ihre privaten Dinge, schrieben ihr Testament, besuchten die Gräber ihrer Vorfahren und beteten. Die restliche Familie wußte nichts davon. Dann, eines Morgens, fand man die alten Leute, die während der Nacht eines natürlichen Todes gestorben waren.

Schielen

Schielen nach innen entsteht durch ein Übermaß an Yang-Nahrung. In solch einem Fall rotiert das Auge auf einer vertikalen Achse, ausgelöst durch Muskeln, die sich hinter dem Auge zusammenziehen. Gehen die Augen in die entgegengesetzte Richtung, nach außen, ist die Ursache zuviel Yin im Essen. Es ist leicht, beide Zustände mit Hilfe einer anderen Ernährung zu beheben. Wenn Sie auf eine ausgeglichene Nahrung umsteigen, werden die Augen innerhalb kurzer Zeit zu einer geraden Ausrichtung kommen.

Runde und schmale Augen

Wenn man berücksichtigt, daß Frauen offensichtlich mehr yin sind als Männer, warum haben sie dann rundere Augen — eine yangigere Kondition — als Männer? Obgleich Frauen zu einem yinnigen Äußeren neigen, haben sie ein yangiges Inneres. Hier und da erhalten wir einen Einblick von dem Yang in ihnen. Die Augen sind ein gutes Beispiel. Hat eine Frau runde Augen, wird sie weicher und femininer sein; sind ihre Augen aber schmal, wird sie aktiver sein und vielleicht maskuliner. Ein Mann mit runden Augen, wird eher sensibel, künstlerisch und sanft sein. Schmale Augen sind für einen Mann ein Zeichen von starker, aktiver Konstitution.

Der Augapfel

Wir können den Augapfel in Yin- und Yang-Bereiche aufteilen. Die Yang-Bereiche befinden sich näher an der Nase und zum Zentrum des Augapfels (Iris) hin. Die yangigsten entsprechen den yangigsten Teilen des Körpers (dem Rücken). Die Yin-Bereiche des Augapfels sind die, die zu den Schläfen hin liegen und an der Peripherie des Augapfels. Die yinnigsten Bereiche entsprechen den weichen Körperregionen (der Vorderseite).

In jedem Bereich des Auges sind die Organe nach Yin und Yang entsprechend angeordnet. So reicht das Gehirn z.B. von der Großhirnrinde bis zum Knochenmark. Das Kleinhirn findet sich auf der Seite des Auges nahe der Nase wieder. Dieser Teil des Gehirns ist die Sammelstelle für Nervenmitteilungen — eine Yang-Funktion. Die Großhirnrinde liegt auf der Außenseite; seine Funktion ist abstrak-

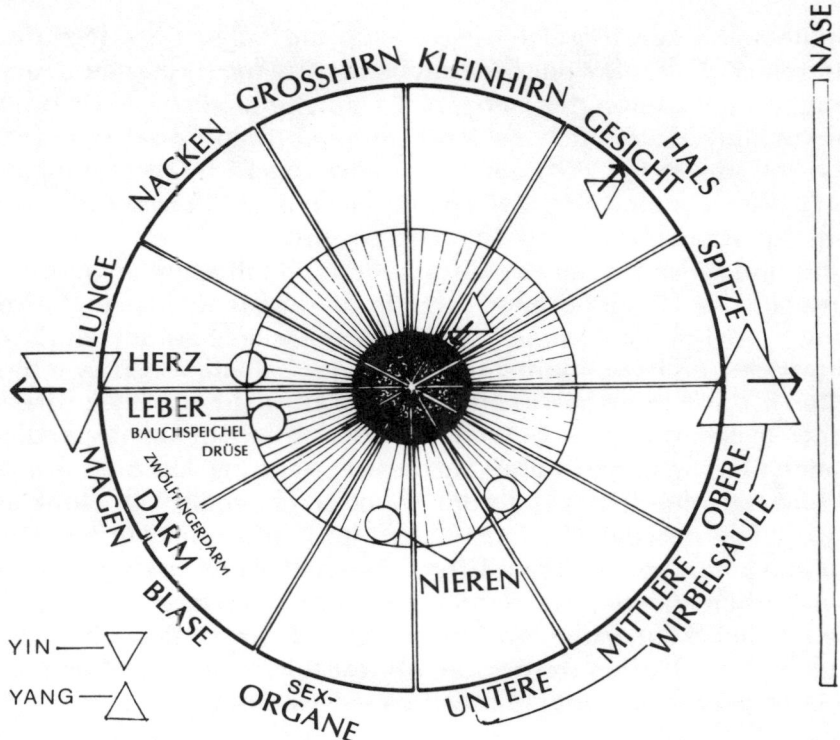

ter (yin). Die Därme sind genauso angelegt — der Dickdarm nahe der Peripherie und der Dünndarm nahe dem Zentrum.

Sind alle Organe schwach, können Sie zwölf Blutäderchen im Weiß des Auges sehen. Wenn es mehr als sechs sind, ist die Gesundheit ernsthaft bedroht. Normalerweise sind es etwa vier. Aber das Vorhandensein von jeglichen Äderchen zeigt eine unausgeglichene körperliche Verfassung an. Diese Linien ändern sich jeden Tag. Wenn Sie vor dem Zubettgehen tierische Nahrung, Bier, Eis usw. essen, werden Sie am nächsten Morgen viele kleine Kapillaren im Magen-, Darm- und Rückenbereich sehen.

Enden diese Linien in kleinen Punkten, liegen Verhärtung und Stagnation innerhalb von Blut- oder Lymphkreislauf vor. Ob eine Person Nierensteine hat, läßt sich an dem weißen Bereich des Augapfels, der der Geschlechtsfunktion entspricht, feststellen.

Punkte in diesem Bereich lassen auch auf Schwierigkeiten der unteren Wirbelsäule oder der Geschlechtsorgane (Prostataentzündungen oder Zysten der Eierstöcke) schließen. Solche Male oder Punkte sind gewöhnlich entweder dunkel (braun oder schwarz) oder rot oder gelb. Die braune oder schwarze Färbung ist yinniger und weist auf Steine oder Zysten hin; die gelbe oder rote Farbe auf Blutstagnation. Das letztere ist nicht so ernst.

Oft sind Farben in der Pupille zu sehen; sie sollte jedoch transparent sein. (Bei Neugeborenen zeigt sie ein schwaches Blau und wird transparent bei Erwachsenen). Gelbe Färbung weist auf Schleim hin, verursacht durch Funktionsstörungen in der Gallenblase. Schwierigkeiten in den Nieren bewirken schwarze Färbung. Selbst wenn diese Farben in einem anderen Bereich des Auges als dem der korrespondierenden Organe liegen, haben sie diese Bedeutung. Lila oder grüne Färbung an irgendeiner Stelle des Auges ist sehr gefährlich. Dunkles Braun bedeutet, daß die Organe hart und unflexibel werden. Die Augen sollten von weicher, lichter Beschaffenheit und nicht hart sein. Verhärtungen des Augapfels bewirken reduzierte Sehschärfe, die letztlich zum Erblinden führen kann. Beim Untersuchen der Augen eines Blinden werden Sie oft feststellen, daß das Weiße zu einer dunkelblauen oder grauen Farbe gewechselt hat.

Die Iris

Die Grenzbereiche zwischen Pupille und Iris und dem Weiß des Auges geben die Kondition des Nervensystems wieder.

Wenn die Grenze zwischen Iris und Weiß schwach und unklar wird, läßt die orthosympathische Sensibilität nach, und das Sehvermögen wird schwächer. Dies ist allgemein verbreitet.

Viele Menschen haben ständig große Pupillen, eine Yin-Kondition, die häufig durch den Gebrauch von LSD, Marihuana, andere Drogen oder Medikamente verursacht ist. Die Pupille sollte klein sein und sich schnell wechselnden Lichtverhältnissen anpassen. Wenn das autonome Nervensystem nicht gut funktioniert, ist die Anpassung langsam und die Reaktion schwach.

Die Iris ist wie eine Kopie des Augapfels. Punkte auf der Iris zeugen von Steinen, Zysten oder stagniertem Blut in den betreffenden

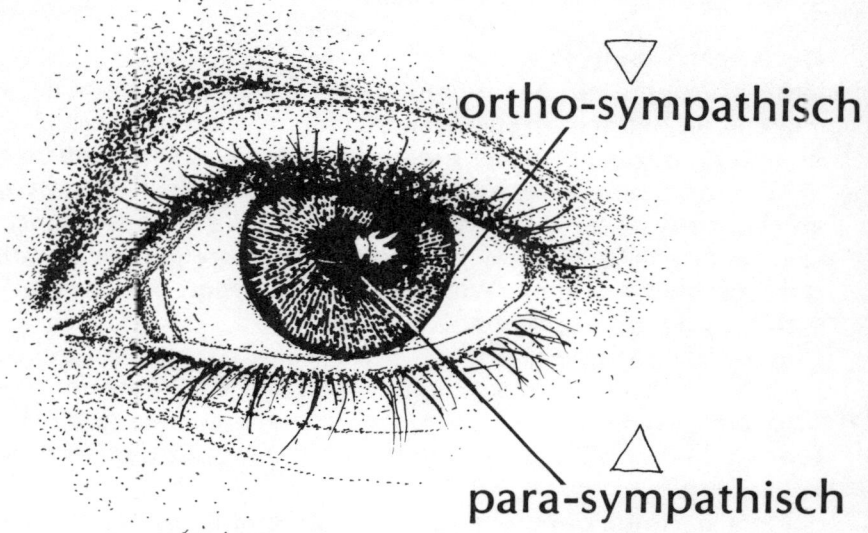

ortho-sympathisch

para-sympathisch

Organen. Ohne ein Vergrößerungsglas können wir keine Details sehen, aber wir sind in der Lage, Punkte und Veränderungen in der Färbung zu sehen.

Augenlider
Augenlider können doppelt (um den Augapfel gebogen) oder einfach (gerade) sein. Westliche Menschen tendieren zu doppelten Augenlidern, eine yinnigere Kondition. Einfache Augenlider sind yangiger.

Die normale Geschwindigkeit beim Blinzeln ist viermal pro Minute oder einmal in fünfzehn Sekunden. Blinzeln ist ein Zeichen für übermäßiges Yin. Neugeborene blinzeln überhaupt nicht. Das Auge eines gesunden Menschen braucht für viele Minuten nicht zu blinzeln. Wenn, bei Verhandlungen, ihr Gegenüber Sie anschaut, ohne zu blinzeln, können Sie nicht standhalten und verlieren. Katzen und Hunde blinzeln mehr als wir es tun. Wenn wir sie intensiv anschauen, sehen sie weg. Falls Sie mal einen Tiger treffen, schauen Sie ihm in die Augen. Er wird versuchen, zurückzusehen, aber wird dann doch aufgeben. Beobachten Sie, wie oft jemand blinzelt, tut er es weniger als Sie, dann geben Sie auf!

Der Augenlidbereich

Um das Auge eines Menschen zu untersuchen, öffnen Sie seine Augen und betrachten Sie den Bereich unter den Wimpern. Dies ist eine Region, wo Absonderungen sich sammeln. Die Kante, an der die Wimpern herauswachsen, zeigt den Zustand des Nervensystems an (Haare wachsen an den Endpunkten des Nervensystems, z.B. oben auf dem Kopf). Wimpern und Lid unten zeigen die Kondition der Geschlechtsorgane, Wimpern und Lid oben den Zustand des Gehirns und der Kopfregion.

Die Augenwimpern sind normalerweise nach innen gebogen. Jegliches Gebogensein nach außen weist auf Probleme der Sexualfunktionen. Bei Männern bedeutet dieser Bogen nach außen Impotenz, bei Frauen Frigidität, Unfruchtbarkeit oder die Tendenz zu Fehlgeburt.

Beim Herunterziehen des unteren Augenlids können wir in dem so freigelegten Bereich den Zustand des Kreislaufsystems erkennen. Dieser Bereich sollte eine rosa Färbung haben. Ist er aber weiß, liegt Anämie vor. (Anämie zeigt sich auch an einer weißen Färbung unter den Fingernägeln, wenn die Finger ausgestreckt sind.) Manchmal ist der Bereich unter dem Augenlid sehr rot. Das bedeutet Infektion und Entzündung. Menschen, die oft Fleisch, Früchte und Zucker essen, haben dort häufig eine hellrote Farbe. Es treten auch bestimmte Punkte oder Male in diesem Bereich auf. Sie sind Anzeichen für ein Übermaß an Yang. Diese Kondition — das Trachom — entsteht durch tierische Nahrung, besonders durch Käse, Fisch und Milch. Es bildet sich eine Verhärtung, wenn das tierische Fett durch die Säure von Früchten oder Zucker gerinnt.

Es bestehen kleine Hohlräume zwischen den Ober- und Unterlidern an den äußeren und inneren Ecken der Augen. Weiße oder gelbe Ablagerungen hier weisen auf Schleimablagerungen zwischen den Organen hin. Ablagerungen in den unteren Organen zeigen sich in den unteren Lidern, sind die oberen Organe betroffen, in den oberen Lidern. Käse und Eier bewirken eine gelbe Farbe,

Milch und tierische Fette eine weiße Farbe. Wenn eine Frau dort dicke Schleimablagerungen hat, besteht die Tendenz zu vaginalem Ausfluß.

Der Bereich um das Auge

Der Bereich, der das Auge umgibt, entspricht den Nieren. Es gibt zwei verschiedene Arten von Tränensäcken, weiche oder harte, und zwei verschiedene Auslöser, Wasser oder Fett. Wenn jemand zuviel trinkt, sind die Nieren überbeansprucht und können nicht richtig ausscheiden. So speichert sich die Flüssigkeit unter den Augen. Eine härtere Schwellung wird durch ein Übermaß an Fett ausgelöst. Dieses wird in den Nieren in Form von Fettablagerungen gespeichert, die die Funktion der Nieren behindern.

Rot oder lila unter den Augen weist auf Blutstillstand im Bereich der Nieren hin. Lila bedeutet ein fortgeschritteneres Stadium dabei als rot. Manchmal sind die eigentlichen Blutgefäße in diesem fortgeschrittenen Stadium geschwollen und verfärbt zu sehen. In Fällen, in denen eine Schwellung ohne Verfärbung auftritt, setzt ein Verhärten ein. Das deutet auf Steine, Zysten oder Fettablagerungen. Nierensteine sind an einer Ansammlung von Verfärbungen, die klar umgrenzte Punkte bilden, zu erkennen. All diese Probleme erscheinen in Auge oder Augenbereich auf der jeweils entsprechenden Seite des Körpers: Linkes Auge für die linke Niere, rechtes Auge für die rechte Niere.

Der Mund

Ideal ist es, wenn der Mund ungefähr die gleiche Länge hat wie die Nase — bei Frauen ein wenig kleiner. Ein schmaler Mund deutet auf Yang, Vitalität. Ein großer Mund genau das Gegenteil: Die zusammenziehende Kraft fehlte während der embryonalen Entstehung. Heutzutage haben alle Menschen einen großen Mund. Diese Vergrößerung des Mundes ist ein Zeichen biologischer Degeneration. Das Verdauungssystem verliert seine Kraft.

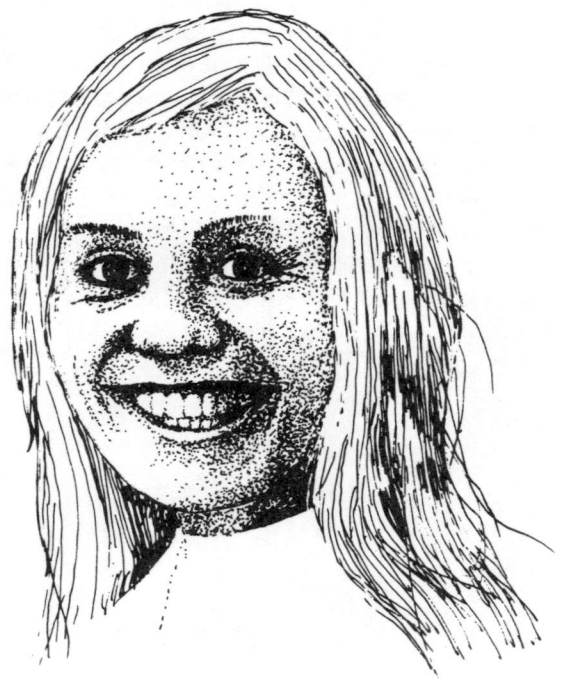

Ein Mund, um vieles größer als ideal.

Der Bereich über der Oberlippe (und bei Männern der Schnurr-bart) entspricht den Geschlechtsorganen. Wenn eine horizontale Falte in diesem Bereich zu sehen ist, wenn wir lächeln, so sind die Geschlechtsorgane schwach. Bei Männern bedeutet eine solche Falte schwache sexuelle Vitalität, bei Frauen Menstruationspro-bleme. Ein Übermaß an tierischen Produkten, inclusive aller Milch-produkte, ist der Grund dafür. Vertikale Falten an dieser Stelle deuten auf ein Schrumpfen der Sexualorgane. Normalerweise tritt dies bei älteren Menschen auf, die keinen Geschlechtsverkehr mehr haben können.

Ist der Verdauungstrakt erweitert, schlaff (yin), dann sind die Lippen geschwollen. Eine Schwellung der unteren Lippe nach außen verweist auf eine Tendenz zu Verstopfung. Dunkle Punkte oder wiederkehrende Entzündungen auf den Lippen deuten auf

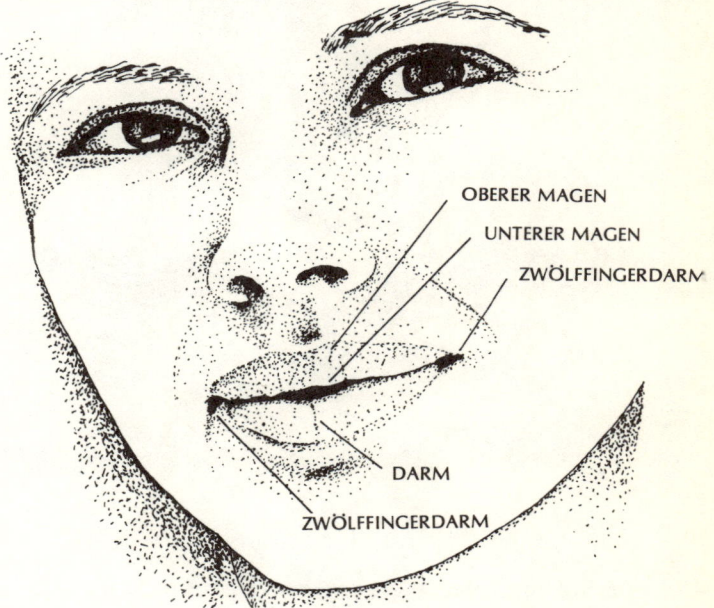

OBERER MAGEN

UNTERER MAGEN

ZWÖLFFINGERDARM

DARM

ZWÖLFFINGERDARM

Die Bereiche der Lippen und ihre entsprechenden Organe im Verdauungssystem.

Geschwürbildung und Blutstau im Verdauungssystem. Wenn solche Punkte und Entzündungen auf einer Seite des Mundes auftreten, so befindet sich die Reizung im Verdauungssystem auf der gleichen Seite. Weiße Lippen zeigen an, daß das Blut im Darmbereich schwach und die Absorption schlecht ist. Ist der Mund fest, so ist es der Darm auch (und bei Frauen die Vagina). Wenn die Darmzotten zu fest sind, können sie nicht gut absorbieren. Der Mund sollte aber ziemlich fest sein, besonders bei Frauen.

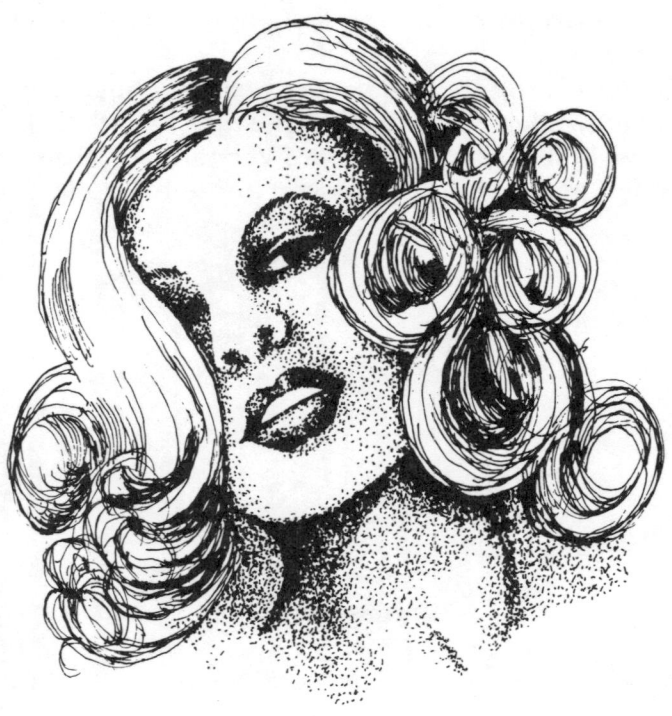

Eines von vielen Beispielen einer extremem Schwellung der Unterlippe. Dies ist ein Zeichen für geschwollenen Darm und Tendenz zu Verstopfung.

Zähne

Im Fernen Osten gibt es ein Sprichwort mit folgender Bedeutung: Hat jemand Zwischenräume zwischen den Zähnen, so wird er seine Eltern, wenn diese sterben, nicht sehen. Eine Spalte in der unteren Lippe ist auch solch ein Zeichen. Menschen mit diesen Merkmalen neigen dazu, in jungen Jahren ihr Elternhaus zu verlassen und viel zu reisen. Sie lassen sich dann fern von zu Hause nieder. Wenn die Eltern dann alt sind und dem Tode nahe, wohnen diese Menschen zu weit entfernt, um rechtzeitig zurück zu sein. Die Zwischenräume oder Spalten werden durch Yin-Faktoren ausgelöst. Sie können durch eine yangige Ernährung, über einen langen Zeitraum eingehalten, verändert werden.

Hervorstehende Zähne sind yin. Für Menschen mit solchen Zähnen ist es schwierig, einen ausgeglichenen Ernährungsweg zu finden. Sie verstehen zwar die Prinzipien der Makrobiotik, haben jedoch Schwierigkeiten, sie in die Praxis umzusetzen. Menschen, deren Zähne nach innen stehen (yang), haben die entgegengesetzten Schwierigkeiten: Sie tun sich schwer, die Prinzipien zu verstehen, besitzen aber einen intuitiven Glauben und finden sich in der Praxis leicht zurecht. Menschen mit geraden Zähnen tendieren dazu, gefestigt und geduldig zu sein. Oft sehen wir bei den modernen Menschen gemischte Zähne, einige stehen nach innen, andere nach außen. Dies entsteht durch ein chaotisches Eßverhalten, wenn Extreme von Yin und Yang gegessen werden. Menschen mit solchen Zähnen haben viele Probleme. Ihr Temperament ist genauso unterschiedlich wie ihre Zähne. Sie werden leicht depressiv oder wütend. Für sie ist die makrobiotische Praxis schwierig, besonders eine geordnete Form der Ernährung. Nach langer Zeit erst finden sie Ausgeglichenheit.

Nachdem man mit der Makrobiotik begonnen hat, werden die Löcher in den Zähnen kleiner, und alte Füllungen fallen heraus. Sie sollten nicht sofort durch neue ersetzt werden. Die Zähne ziehen sich zusammen und verändern sich. Man sollte etwa sechs Monate warten mit den neuen Füllungen.

Die Ohren

Die Ohren sind zum Zentrum des embryonalen Wirbels hin angeordnet. Daher spiegeln sie die Entwicklung der drei Hauptsysteme des Körpers wider: Kreislauf-, Verdauungs- und Nervensystem. Der äußere Bereich des Ohrs repräsentiert das Kreislaufsystem, der mittlere Teil das Nervensystem und der innere Bereich das Verdauungssystem.

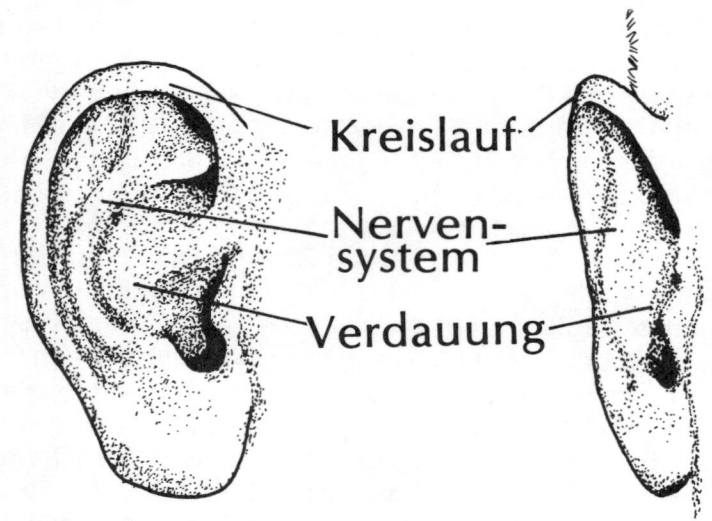

Kreislauf

Nerven-system

Verdauung

Die Bereiche des Ohrs und ihr Verhältnis zu den Körpersystemen.

Ein hervorstehender mittlerer Bereich ist yang, ein vertiefter ist yin. Form und Art und Weise der Anlage des Ohrs beweist, was die Mutter des Betreffenden während der Schwangerschaft gegessen hat.

Ein Mensch mit abstehenden Ohren hat eine Yin-Konstitution. Er ist im Nachteil, da sein Gehörradius nicht groß ist. Es ist möglich, daß er engstirnig wird. Ohren, die eng am Kopf anliegen, speziell wenn sie lang sind, sind ausgeglichener. Alle großen Führer der Vergangenheit hatten solche Ohren. Sie vermochten alles zu hören und gesündere (korrektere) Urteile zu treffen. Kleine Ohren lassen nur eine begrenztere Perspektive zu.

Bewegliche Ohren sind ein Zeichen von zuviel tierischer Nahrung. Sie können solche Ohren bei Füchsen und Hunden sehen.

Viele ältere Menschen haben Ohrläppchen, die sich scharf abzeichnen und etwas abgesondert sind. Abgesonderte Ohrläppchen sind ein Zeichen einer guten Ernährung mit mehr Pflanzlichem und weniger Tierischem. Anders als bei den Menschen heute üblich. Seitdem die Menschen mehr tierische Nahrung essen, sitzen die Ohren höher am Kopf, und die Ohrläppchen werden kleiner. Nach mehreren Jahren makrobiotischer Ernährung stellen viele Menschen eine Veränderung in der Form ihrer Ohren fest. Das Ohrläppchen entwickelt einen Riß, sondert sich etwas ab und heilt wieder.

Haare

Hartes Haar bedeutet, daß die Nahrung zu einem guten Teil aus Gemüse und Getreide bestanden hat. Weiches Haar deutet auf starken Konsum von tierischer Nahrung hin. Glattes Haar zeigt die Aufnahme von mehr Gemüse und Getreide an, oder Nahrungsmitteln, die zwischen Yin und Yang gut ausgeglichen sind. Lockiges Haar entsteht durch extrem yangige Nahrungsmittel oder durch extremes Yin — entweder yinnige Nahrungsmittel oder Drogen. Zuwenig oder zuviel Flüssigkeit ist die Ursache von trockenem oder feuchtem Haar. Fettiges Haar wird durch zuviel tierisches Essen, speziell Milchprodukte, und von Zucker ausgelöst.

Starkes Haar ist das Resultat einer ausgewogenen Gemüse- und Getreideernährung. Brüchiges Haar, d.h. wenn eine Strähne leicht herausgezogen und auseinandergerissen werden kann, ist ein Zeichen schlechter Gesundheit.

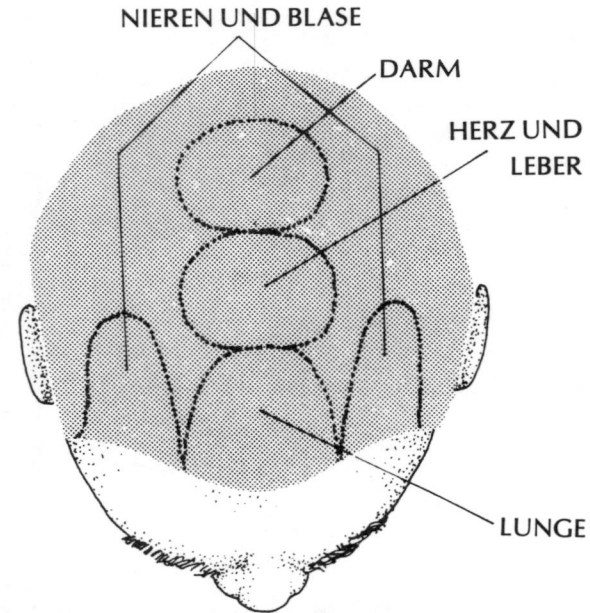

NIEREN UND BLASE

DARM

HERZ UND LEBER

LUNGE

Generell geben die Haare die Verfassung der Darmzotten wieder. In der Tat besteht eine physische Entsprechung zwischen beiden, abgesehen davon, daß die Darmzotten im flüssigen Milieu sind und die Haare an der Luft. Glatzköpfigkeit ist ein Zeichen dafür, daß unsere inneren Organe schwach werden. Welche Organe betroffen sind, können wir an den Stellen des Kopfes sehen, wo der Haarwuchs spärlich ist oder ganz fehlt.

Wenn jemand z.B. durch ein Übermaß an Yin-Nahrung seine Lunge schwächt, so werden seine Haare vorne ausfallen. Es ist möglich, daß die Haare nachwachsen, wenn der Betroffene richtig ißt. Einige Menschen verlieren viele Haare, nachdem sie begonnen haben, makrobiotisch zu essen. Das sind jedoch nur Haare von schlechter Qualität; viele gesunde Haare werden später nachwachsen.

Babys, die im Vergleich zu Erwachsenen yang sind, werden gewöhnlich mit blondem Haar geboren, das dunkler (yangiger) wird, wenn sie älter (und yinniger) werden. Viele japanische Babys werden mit braunem Haar geboren. Später wird es dann schwarz. Im Alter tritt das andere Extrem ein, das Haar wird weiß (die yinnigste Farbe).

Eine Frau mit Schnurrbart hat schwach werdende Fortpflanzungsorgane und wahrscheinlich Menstruationsschwierigkeiten. Hat ein Mann einen dichten Schnurrbart, bedeutet das, daß seine Geschlechtsorgane gesund sind. Ist jedoch der übrige Bartwuchs stark, beweist das eine exzessive Einnahme von Protein.

Normalerweise gibt es zwei Arten von Haaren: Die sogenannten Baby-Haare, die eine weiche und feine Struktur haben, und die normalen Haare der Erwachsenen, die dunkler und derber sind. Baby-Haare am Körper eines Erwachsenen deuten auf Überkonsum von Milch und Milchprodukten. Diese Baby-Haare treten nicht zufällig auf, sondern entlang der Meridiane sowie der Verbindungswege von Gewebe und Muskeln. Wir können dies als einen Überfluß an Proteinen aus den Organen betrachten. Wenn z.B. ein Nierenproblem besteht, dann wachsen Baby-Haare über dem Nierenbereich. Haare auf der Brust deuten auf schwache Lungen hin.

Die Einnahme von zuviel Eiweiß bewirkt ein Übermaß an Körperhaaren; entweder direktes Eiweiß oder Nahrungsmittel, die zu Eiweiß umgewandelt werden. Selbst wenn Sie Ihre Proteineinnahme reduziert haben — besonders das tierische — und einfach nur zuviel essen — werden sie übermäßig viele Körperhaare behalten.

Die Haut

Hautfarbe

Es gibt zwei Arten der Hautfarbe: Einmal besondere Merkmale, wie Flecken, Punkte, Linien usw., zum anderen die generelle Färbung. Die Yang-Farben (braun, rot usw.) tendieren dazu, sich in besonderen Merkmalen zu sammeln. Die Yin-Farben (gelb, grün usw.) tendieren mehr zur Zerstreuung.

Jede Farbe, die auf der Haut erscheint, weist auf eine bestimmte Körperkondition hin. Die Farben unserer Umgebung sind das Grün der Pflanzen, das Blau des Himmels und das Weiß der Wolken. Wir stammen von diesen natürlichen Farben ab; wir erreichen eine Ausgeglichenheit mit ihnen. Der gesunde menschliche Körper weist daher keine dieser Farben auf. Er hat Farben aus der *entgegengesetzten* Farbskala. Wenn wir z.B. Milch trinken, so nehmen wir die Farbe der Wolken an; wir beginnen, die Farben der Natur anzunehmen. Wir kehren zur Natur zurück, zu unserem Ursprung. Zerfall und Tod kommen näher.

Rot

Rote Farbe tritt in drei Variationen auf: Als Grundfärbung, als Punkte oder in Form von einzelnen erweiterten Blutkapillaren. Rote Haut weist auf eine Yin-Kondition hin: Das Herz ist überlastet. Es löst die Ausdehnung der Kapillargefäße zur Hautoberfläche hin aus. Im Anfangsstadium dieses Problems sind die Kapillaren noch weich genug und bewirken nur eine allgemeine Färbung. Möglicherweise verhärten sich aber Arterien und Blutgefäße, und die Kapillaren erscheinen an der Oberfläche. Ein Exzeß von Yang ist die Ursache dieses Zustandes. Tierische Produkte, inclusive Fisch, und ebenso Salz. Eine rosa Färbung anstelle von roter wird durch Zusatz von Weiß durch Milchkonsum ausgelöst.

In einigen Fällen jedoch kommen die Venen ganz natürlich an die Oberfläche. Dazu gehört die Zeit der Schwangerschaft, wenn dem weiblichen Körper enorme Belastungen widerfahren. Die äußeren Körperbereiche werden yinniger, während der zentrale Bereich durch die Aktivitäten in der Gebärmutter yangiger wird. Die Ausdehnung der Oberfläche läßt die Venen sichtbar werden. Nach der Schwangerschaft sollte die Haut einer Frau sehr klar und sauber werden. Hat sie jedoch Yin-Nahrung konsumiert, geschieht das nicht, und die Haut ist mit den Ausscheidungen dieser Yin-Faktoren gesprenkelt.

Erröten ist normal. Es beweist eine aktive Zirkulation. Schnelles Erröten nach Alkoholkonsum ist auch ein gutes Zeichen. Wenn Sie, nachdem Sie nur ein halbes Glas Bier getrunken haben, warm und rot werden, ist Ihre Kondition sehr gut. Blasses oder graues Aussehen nach einem alkoholischen Getränk deutet auf schwere Krankheit.

Braun

Braun ist allgemein ein Zeichen von Leber- und Gallenblasenproblemen. Die braune Farbe tritt entweder als Grundfarbe (Sonnenbräune!) auf oder als Punkte (Sommersprossen). Sie kann auch durch den Verzehr von weißem Reis oder Monosodium Glutamat, welches oft bei der Herstellung von ‚Lebensmitteln‘ hinzugefügt wird, ausgelöst werden. Ein ganz anderer Grund für braune Farbe ist ein Übermaß an Salz. Die zwei verschiedenen Prozesse werden manchmal ‚Zuckerbrand‘ und ‚Salzbrand‘ genannt.

Wenn die Mutter während der Schwangerschaft sehr yinnige Nahrung ißt, wird sich das bei dem Kind in Form von einem ‚Muttermal‘ zeigen. Die Stelle, an der das Mal ist, gibt Aufschluß darüber, welches Organ betroffen ist und in welchem Zeitraum der Schwangerschaft das extreme Yin gegessen wurde. Durch gute Ernährung können die Muttermale blasser werden. Selten verschwinden sie total.

Gelb

Gelb ist ein Zeichen für Probleme mit Bauchspeicheldrüse, Leber und Gallenblase. Dieses Phänomen kann besonders deutlich bei Gelbsucht beobachtet werden. Die gesamte Haut der betroffenen Person wird gelb, sogar die Augen. Wenn die Gallenflüssigkeit nicht

mehr normal fließen kann, geht sie ins Blut statt in den Zwölffingerdarm. Im Blut wird nun die Gallenflüssigkeit durch den gesamten
Körper transportiert. Bei solch einer extremen Yang-Kondition sollten wir extrem yangige Nahrung meiden, wie Salz, Fleisch usw., und
mehr Gemüse dazunehmen. Zuweilen kommt vor, daß jemand, der
sich makrobiotisch ernährt, diese gelbe Hautfarbe entwickelt, weil
er zuviel Salz ißt.

Neugeborene sind klein und yang. Eine leicht gelbe Farbe ist
normal. Durch die Muttermilch werden sie mehr und mehr yin und
verlieren die gelbe Farbe. Neugeborene haben manchmal Gelbsucht. Dies ist zwar nicht normal, aber verständlich, wenn die Mutter
große Mengen tierischer Produkte gegessen hat.

Grün

Die Farbe Grün ist selten, außer in sehr yinnigen Bereichen des
Körpers wie den Venen. In der Natur tritt Grün in der Pflanzenwelt in
Form von Chlorophyll auf. Die Farbe der Tierwelt ist Rot in Form von
Hämoglobin. Die menschliche Substanz ist rot. Wenn die Haut grün
wird, ist das ein Zeichen dafür, daß unsere tierische Anlage degene-
riert und sich zu pflanzlicher Qualität zurückentwickelt (außer in sehr
yinnigen Bereichen wie den Venen). Typisch für Leute, die an Krebs
leiden, der größten degenerativen Krankheit in der westlichen
Welt, ist eine grünliche Färbung der Haut. Eine schwach grünliche
Färbung deutet auf eine Tendenz, diese Krankheit zu entwickeln.

Wenn Sie die Menschen auf der Straße beobachten, werden Sie
bei vielen eine leicht grüne Färbung feststellen. Sie tritt zumeist an
den Seiten des Gesichts auf, ein Hinweis auf Lungenkrebs. Oder auf
dem Handrücken zwischen Daumen und Zeigefinger, ein Zeichen
von Darmkrebs. Diese Farbe tritt auch häufig an den Magenmeridia-
nen der Beine auf. Die Bezeichnung ‚grün vor Neid' ist sehr treffend.
Krebspatienten neigen zu Reizbarkeit, Pessimismus und manchmal
Neid. Tatsächlich tendieren Menschen mit solchen Veranlagungen
dazu, anfälliger für Krebs zu sein.

Blau und Lila

Wenn die Venen, die normalerweise grünlich sind, zu yin werden,

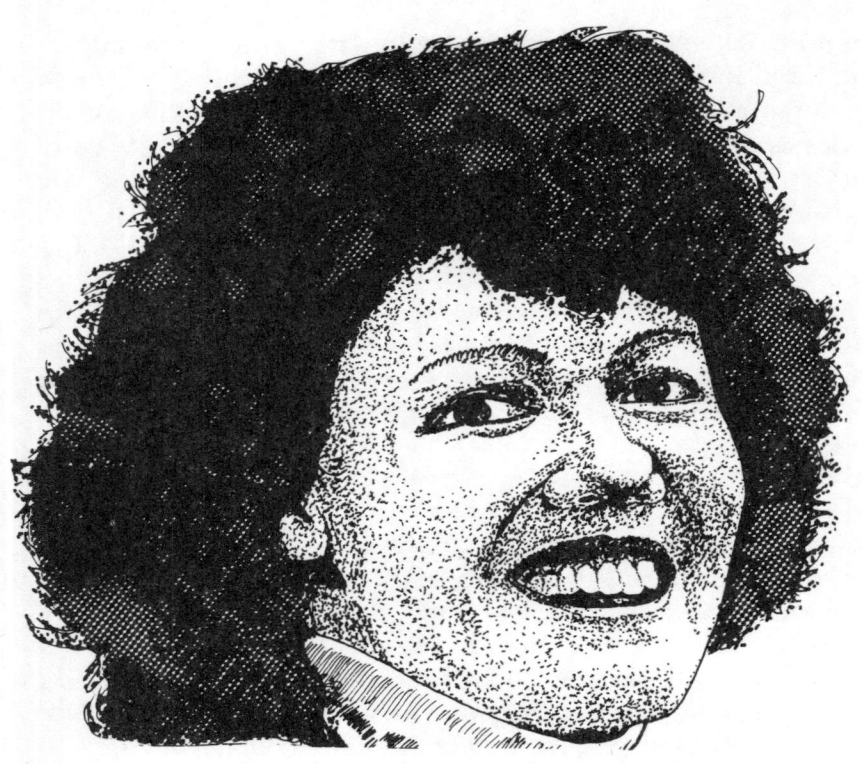

Eine Nase, die an der Spitze rot und geschwollen ist, ist ein Zeichen für vergrößertes Herz und überlasteten Kreislauf.

durch Einnahme von raffiniertem Zucker, Limonaden, Eis usw., ändert sich die grüne Farbe in Blau oder Lila. Dies ist ein sehr gefährliches Zeichen. Blau kommt selten vor, Lila aber häufiger, besonders bei älteren Männern. Viele Männer über vierzig bekommen rote oder geschwollene Nasen, und zuweilen kommt es zu einer lila Färbung. Die Ausdehnung der Gefäße bewirkt das Rot; Lila deutet auf ein schon fortgeschritteneres Stadium der Degeneration. Eine lila gefärbte Nase bedeutet, daß das Herz stark erweitert und der Blutdruck zu hoch ist. Beginnt das Herz sich zu vergrößern, wird mehr Druck benötigt, um das Blut zu pumpen. Das ist hoher Blutdruck. Wenn das Herz sich noch mehr erweitert, beginnt es an Kraft zu verlieren. Niedriger Blutdruck ist das Resultat, und die Venen erscheinen lila. Eine lila Färbung ist erheblich gefährlicher als eine grüne. Bei Krebs ist der Tod gewöhnlich langsam. Obgleich der Betreffende mit einer lila Farbe aktiv und gesund erscheint, kann ihn der Tod in jedem Moment ereilen.

Schwarz
Am Körper kann die Farbe Schwarz als Male oder Punkte oder auch als generelle Färbung über einen großen Bereich erscheinen. Diese Farbe wird oft mit Nierenproblemen in Verbindung gebracht. Der Grund hierfür ist gewöhnlich extremes Yin, besonders starke Medizin und Drogen oder kalte Speisen und Getränke. Die Ursache ist yin, die Farbe yang. Schwarz ist die Farbe des Todes. Bei Tuberkulosepatienten sehen wir eine sehr blasse Haut. Bevor sie sterben, wird sie schwarz.

Manchmal finden wir schwarze Flecken, sogenannte Schönheitsflecken, vor. Diese treten meist an den Akupunkturmeridianen auf oder an Knotenpunkten von Muskeln oder Bindegeweben. Wenn wir erkannt haben, an welchem Meridian sie liegen, können wir auf das befallene Organ schließen. Sie erscheinen oft nach hohem Fieber, wenn die Krankheit ihren Lauf genommen hat. Bei der Geburt haben wir keine Schönheitsflecken gehabt, und unsere Haut war sehr rein. Deshalb sind Schönheitsflecken ein Zeugnis von Krankheit und Fieber, während wir heranwuchsen. Diese Male können verblassen, wenn wir einen beträchtlichen Zeitraum lang richtig gegessen haben, aber sie werden nie völlig verschwinden. Male von eher brauner Farbe entstehen durch exzessive Nahrungsaufnahme oder zuviel tierisches Protein. Sie können total verschwinden, speziell dann, wenn wir es vermeiden, zuviel zu essen.

Grau
Eine gräuliche Färbung der Haut ist in den westlichen Industrieländern sehr häufig anzutreffen. Unter Menschen, die sich vernünftig ernähren, ist dies selten zu finden. Graue Farbe weist auf eine geschwollene, harte Leber hin. Die Haut ist unempfindlich und matt.

Menschen mit solch einer Hautfärbung sind oft depressiv (,grau') und neigen zum Wütendwerden. Obgleich die graue Farbe der schwarzen ähnlich ist, tritt sie nicht in Form von Punkten auf, sondern als gesamte Färbung der Haut.

Blässe
Blasse Haut weist auf eine Yin-Kondition der Lunge hin. Auch hier gibt es keine Flecken oder Punkte; es handelt sich um eine Gesamthautfarbe. Asthma oder andere Atembeschwerden inclusive Allergien sind möglich.

Transparenz
Eine durchsichtige, blasse Beschaffenheit der Haut können wir feststellen bei Menschen mit Tuberkulose oder durch Bakterien ausgelösten Hautkrankheiten, insbesondere Lepra.

Weiß
Heutzutage ist eine weiße Tönung der Haut, besonders eine milchige, sehr oft anzutreffen. Der Grund dafür ist der hohe Konsum von Milchprodukten. Beide Formen sind anzutreffen, sowohl Flecken als auch generelle Färbung. Manchmal treten die weißen Flecken ähnlich wie Sommersprossen auf, besonders unten an den Beinen, an den Oberarmen und der oberen Rückenpartie. In diesen Fällen sind die Ursachen auch Milchprodukte, aber mehr Joghurt und Käse (hauptsächlich Hüttenkäse). Bei einem gesunden Menschen hat der Teint eine leicht weißliche Farbe, aber die Beschaffenheit ist eine andere und nicht so matt wie durch den Konsum von Milchprodukten. Ist die Haut fest, straff und strahlend, so ist der Mensch gesund. Das japanische Wort für ein gesundes Aussehen ist OMOSHIROI, was auch ,interessant' bedeutet. Die einzelnen Begriffe, die das Wort bilden, sind OMO = Gesicht oder Oberfläche und SHIROI = weiß. Eine traditionelle Erkenntnis der Japaner war, daß jemand ein gesundes, glückliches und interessantes Leben führt, wenn sein Gesicht weiß ist.

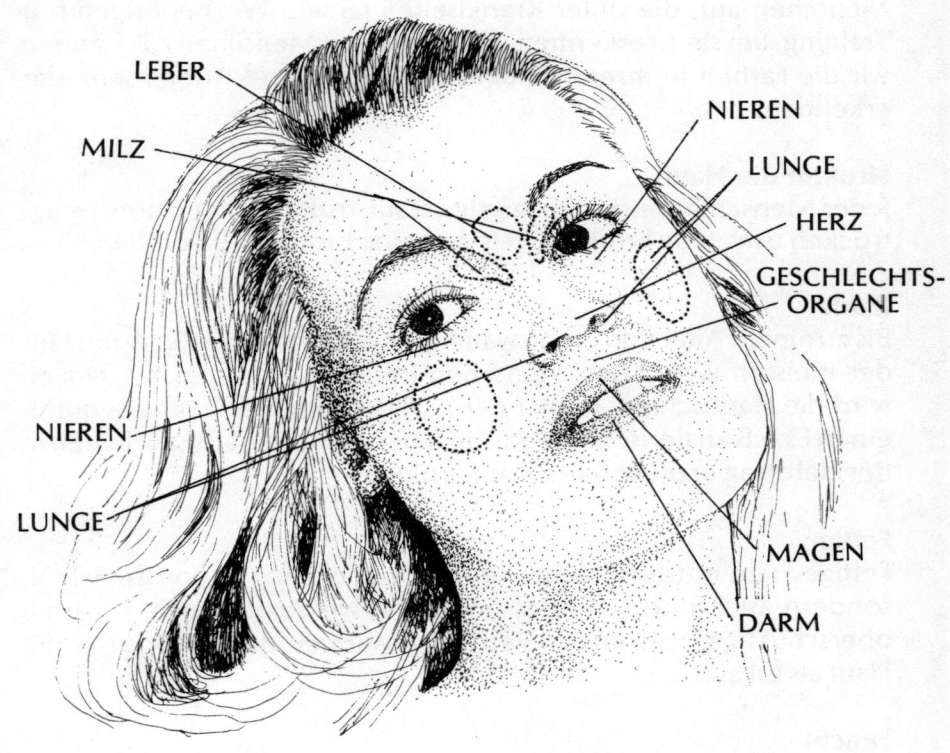

LEBER

MILZ

NIEREN

LUNGE

NIEREN

LUNGE

HERZ

GESCHLECHTS-ORGANE

MAGEN

DARM

An obigen Bereichen des Gesichts können Probleme in den jeweils entsprechenden Organen festgestellt werden. Anormale Farben, Veränderungen der Hautstruktur oder Ausschlag sind frühzeitige Zeichen von entstehenden Problemen.

Eine generelle Bemerkung
Unterschiedliche Rassen haben verschiedene grundlegende Haut-
farben. Aber die gleichen charakteristischen Farben treten bei allen
Menschen auf, die unter Krankheiten leiden. Wir benötigen nur
Training, um sie zu erkennen. Bei schwarzen Menschen z.B. können
wir die Farben in ihren Händen, Gesichtern und Augen sehr klar
erkennen.

Struktur der Haut
Jeder Mensch hat eine einzigartige Hautstruktur: Glatt, rauh, fettig,
trocken usw. Jede Struktur weist auf eine bestimmte Kondition hin.

Rauh
Bis zu einem Alter von etwa zwanzig bis fünfundzwanzig ist die Haut
der meisten westlichen Menschen im allgemeinen glatt. Danach
wird die Haut schnell rauher (yin). Diese Kondition entsteht durch
einen Exzeß an tierischem Fett. Ein Übermaß an gesättigten Fetten in
der Nahrung erzeugt harte Hautstruktur.

Fettig
Fettige Haut entsteht nicht nur durch den Verzehr von zuviel Öl,
sondern auch durch Überessen. Wenn wir zuviel essen, wird die
überschüssige Nahrung in Fett umgewandelt und tritt durch die
Haut als Öl aus.

Feucht
Übermäßige Flüssigkeit auf der Haut deutet auf Überkonsum von
Wasser oder anderen Flüssigkeiten hin. Diesen Zustand können wir
beim Händeschütteln fühlen. Solche Menschen schwitzen leicht,
und ihre Füße und Unterarme sind häufig feucht. Sie leiden unter
überstrapazierten Nieren und manchmal an einem überarbeiteten
Herz.

Die Hände

Das Handgelenk einer gesunden Person ist flexibel genug, um sich ohne Schmerz in einem Winkel von 135 Grad nach hinten zu krümmen. Wenn das Handgelenk nur um 90 Grad biegbar ist, liegt eine Verhärtung vor.

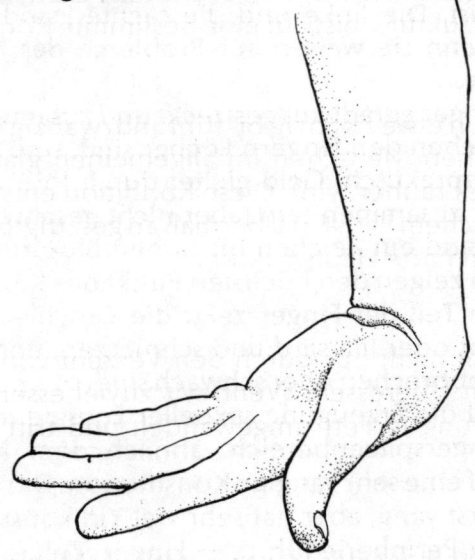

Das Handgelenk sollte sich ohne Schmerz 135 Grad nach hinten krümmen lassen.

Machen Sie eine Faust und drücken Sie zwischen die Fingerknöchel. Wenn Sie keine Vertiefung zwischen den Knöcheln zurücklassen, liegt eine arterielle Verhärtung vor, und die Nieren sind geschwollen.

Halten Sie die Finger geradeaus gestreckt und sehen Sie, ob sie gerade oder gebogen sind. Gerade ist normal. Sind sie gebogen, so finden Sie heraus, welcher Meridian an dem Finger endet oder beginnt (sehen Sie das Schaubild über die Meridiane auf Seite 57). Eine Biegung vom Daumen weg ist yin, und zum Daumen hin yang.

Betrachten Sie als nächstes die Länge der Finger. Der Mittelfinger ist der längste. Zeige- und Ringfinger haben oft unterschiedliche Längen. Wenn der Zeigefinger, der dem Darmtrakt entspricht, länger als der Ringfinger ist, bedeutet das, daß der Darm ziemlich yin ist. Ein längerer Ringfinger gibt an, daß der Dreifache Erwärmer (Stoffwechsel) yin ist. Die linke und die rechte Hand sind nicht immer dasselbe; denn sie weisen auf Probleme der linken und rechten Körperseite.

Halten Sie Ihre Finger geradeaus gestreckt und zusammen. Wenn Sie sehen, daß zwischen den Fingern Löcher sind, sind Sie yin und daher ein wenig unpraktisch. Geld gleitet durch Ihre Finger. Die Finger sollten dicht zusammen sein (aber nicht geschwollen). Geschwollene Finger sind ein Zeichen für hohen Blutdruck.

Die Fingerspitzen zeigen den höchsten Punkt des Körpers — das Gehirn. Der untere Teil der Finger zeigt die Geschlechtsorgane. Wenn die Finger rot oder lila sind und schmerzen, und wenn die Nägel sich spalten, abbrechen oder schwach sind, so sind die Fähigkeit zu denken und die Erzeugung sexueller Energie mangelhaft. Ein erweiterter Fingerspitzenbereich, ähnlich dem Kopf einer Schlange, deutet auf eine sehr yangige Konstitution. Die Person war bei der Geburt zuerst yang, aber hat sehr viel Yin konsumiert, was zu Ausdehnung der Peripherie führte — Finger, Zehen und Nase. Oft haben Menschen mit solchen Fingerspitzen Schwierigkeiten, mit anderen auszukommen. Ihr Charakter ist weich, aber ihre rauhe Ausdrucksweise stößt die Menschen ab.

Überprüfen Sie die Gelenke Ihrer Hand auf Verhärtungen, Schwellungen oder Arthritis. Bei tatsächlicher Arthritis schmerzen die Gelenke, und jeder Bereich der Hand wird anschwellen oder hart werden. Frauen tendieren stärker zu Schwellungen an den Händen. Ein Exzeß von Essen oder Flüssigkeit liegt gewöhnlich vor, wenn ein Mann geschwollene Hände hat. Seine Nieren und sein

Herz schwellen an und werden schwach.

Handlinien
Mit aneinandergelegten Daumen und den Handinnenflächen nach
außen können Sie die Gesamtheit der Hände sehen. Die Linien in
den Händen bilden eine Spirale.

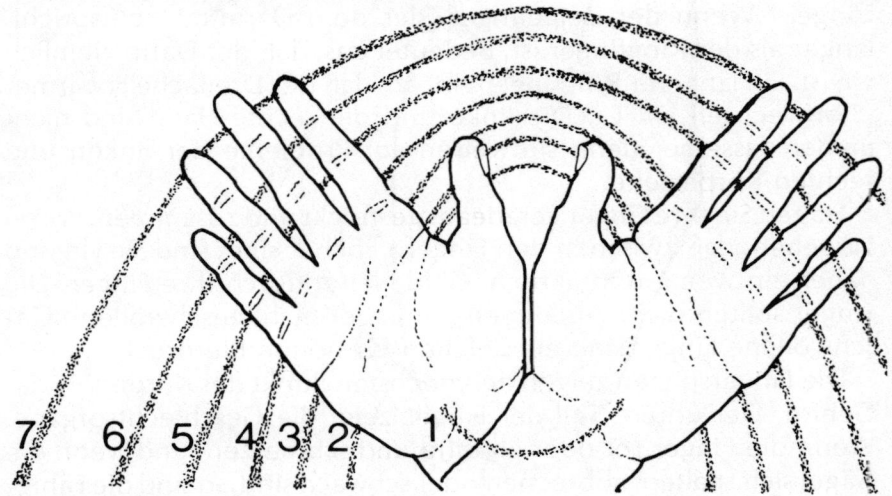

Die spiralförmige Struktur der Handlinien.

Für unsere Zwecke brauchen wir nur die vier Hauptlinien der Hand
zu beachten. Im Westen werden sie gewöhnlich Herz-, Kopf-,
Lebens- und Schicksalslinie genannt.
   Diese Linien sollten als Vertretung ihrer zugehörigen Organe
gesehen werden. Die sogenannte Lebenslinie repräsentiert das
Verdauungs- und Atmungssystem. Diese Linie, der erste Kreis von
der Spirale der Hände, verläuft um die Basis des Daumens und
umschließt den fleischigen Hügel, der der Verdauung entspricht.
Ist dieser Bereich verhärtet und schmerzhaft, so liegt ein Verdau-
ungsproblem vor. Die Länge der Linie kann in einer logarithmischen Reihe unterbrochen sein, entsprechend den Lebensjahren,
wie in folgendem Diagramm:

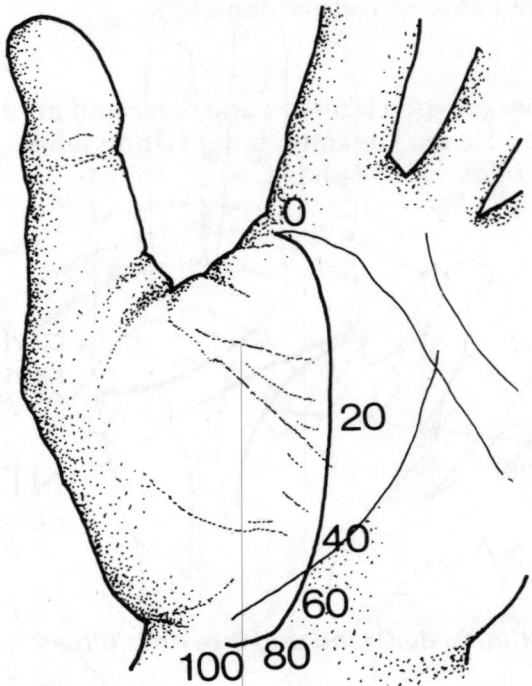

Die Position der Lebenslinie in ihrer Entsprechung zum Alter der betreffenden Person.

Bis hin zur Mitte erscheint das Lebensalter bis etwa zwanzig, im Abschnitt bis zur Gabelung (falls eine existiert) bis etwa 43 oder 45 usw.. Idealerweise sollte diese Linie sehr klar und lang sein bis um die Handwurzel herum. Tritt sie doppelt auf, so ist der Geist auch gespalten; bei dem entsprechenden Alter wird es soziale und mentale Schwierigkeiten geben. Ist die Linie zackig und undeutlich, sind Verdauungssystem und Atmung schwach, und der Betreffende kann zu jeder Zeit krank werden. Gefahr, ernsthafte Krankheiten oder Tod können eintreten, wenn die Linie unterbrochen ist. Durch richtige Ernährung ist es möglich, diese Linien zu verändern; eine unterbrochene Linie kann sich wieder zusammenfügen.

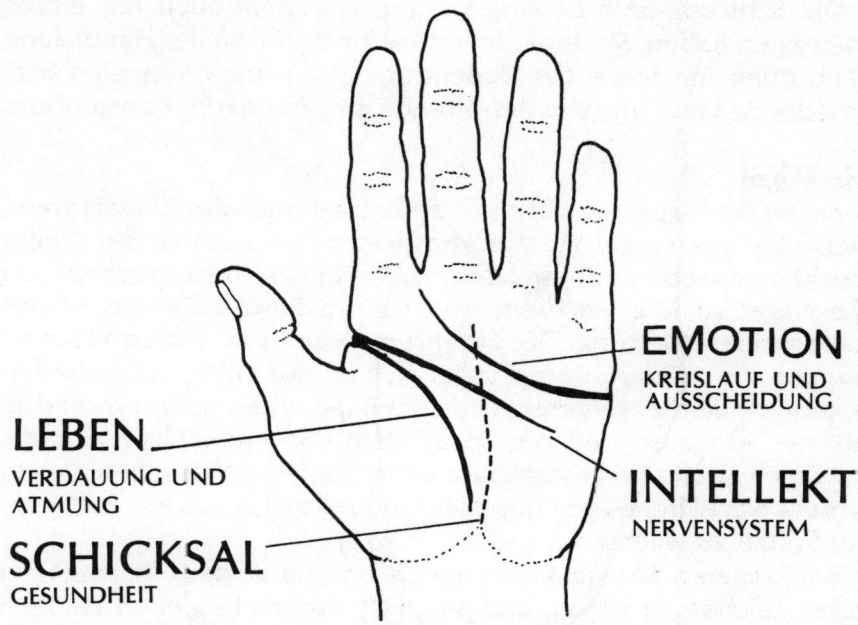

EMOTION
KREISLAUF UND
AUSSCHEIDUNG

LEBEN
VERDAUUNG UND
ATMUNG

INTELLEKT
NERVENSYSTEM

SCHICKSAL
GESUNDHEIT

Die vier Hauptlinien der Hand und ihre physiologische Beziehung.

Die Linie des Intellekts (Kopflinie) entspricht dem Nervensystem. Auch diese Linie sollte ausgeprägt und klar sein. Ist das Nervensystem eher yin und die Person mehr intellektuell, hat die Linie die Tendenz, nach unten zu verlaufen und länger zu sein. Sie ist bei einem mehr yangigen Nervensystem kürzer und verläuft gerade oder leicht nach oben. Menschen mit solchen Linien sind eher aktiv und praktisch als künstlerisch und romantisch.

Die Linie der Emotion (Herzlinie) entspricht dem Kreislauf- und dem Ausscheidungssystem, welche Herz, Nieren und Blase einschließen. Eine lange Linie, die bis zum Zeigefinger geht, ist ein Zeichen von Yin. Es ist besser, wenn sie zum Berg unterhalb des Zeigefingers führt. Einige Menschen haben eine weitere Linie, den Venusgürtel, eine horizontale Linie oberhalb oder gegenüber der Herzline. Sie weist auf eine emotionale oder poetische Natur hin.

Die Schicksalslinie ist eine weitere Linie, die auch nur einige Menschen haben. Sie verläuft vertikal am Zentrum der Handfläche nach oben mit folgender Bedeutung: die Mutter war eine hart arbeitende Frau, und der Betreffende hat eine starke Konstitution.

Die Nägel

Werden die Nägel (gewöhnlich an Zeige- und Mittelfinger) weiß, wenn Sie die Finger ausstrecken, leiden Sie an Anämie. Weiße Flecken verweisen auf ein Übermaß an Zucker oder Früchten. Da die Nägel ständig wachsen, sind sie ein Beweis für die zu uns genommene Nahrung. Die Ernährungsweise der letzten Wochen können wir an dem Bereich, der sich an der Oberhaut befindet, erkennen. Der Mittelbereich entspricht dem Zeitraum von vor drei bis vier Monaten und die Spitze dem von vor sechs Monaten. Natürlich ist die Wachstumsrate nicht bei allen Menschen gleich. Unsere Nägel benötigen ungefähr neun Monate, um von unten bis zur Spitze zu wachsen.

Bei jüngeren Menschen ist der Halbmond an der Oberhaut ein gutes Zeichen. Er ist yin, und junge Menschen brauchen Yin zum Wachsen. Wenn der Körper ausgewachsen ist, nimmt der Halbmond allmählich ab. Bis zum Alter von 35 Jahren sollte er langsam verschwinden und nur eine schmale Spur zurückbleiben.

Lange Nägel beweisen eine Yin-Konstitution, kurze und eckige Nägel eine Yang-Konstitution. Die Nägel von starken Drogenkonsumenten werden rauh mit brüchigen Spitzen. Dies verweist auf sexuelle Probleme und wirre Gedankenabläufe. (Der Bereich zwischen Daumen und Zeigefinger wird überdies bei Menschen, die viele Drogen nehmen, lila. Das bedeutet Stagnation im Darm).

Eine generelle Bemerkung

Breite Hände mit kurzen Fingern deuten auf eine relativ yangige, eher aktive Konstitution, hingegen schmale Hände mit langen Fingern auf eine relativ yinnige, intellektuelle oder künstlerische Person. Die Kraft des Händedrucks zeigt die Vitalität eines Menschen.

Berührung

Die Meridiane und die Pulse

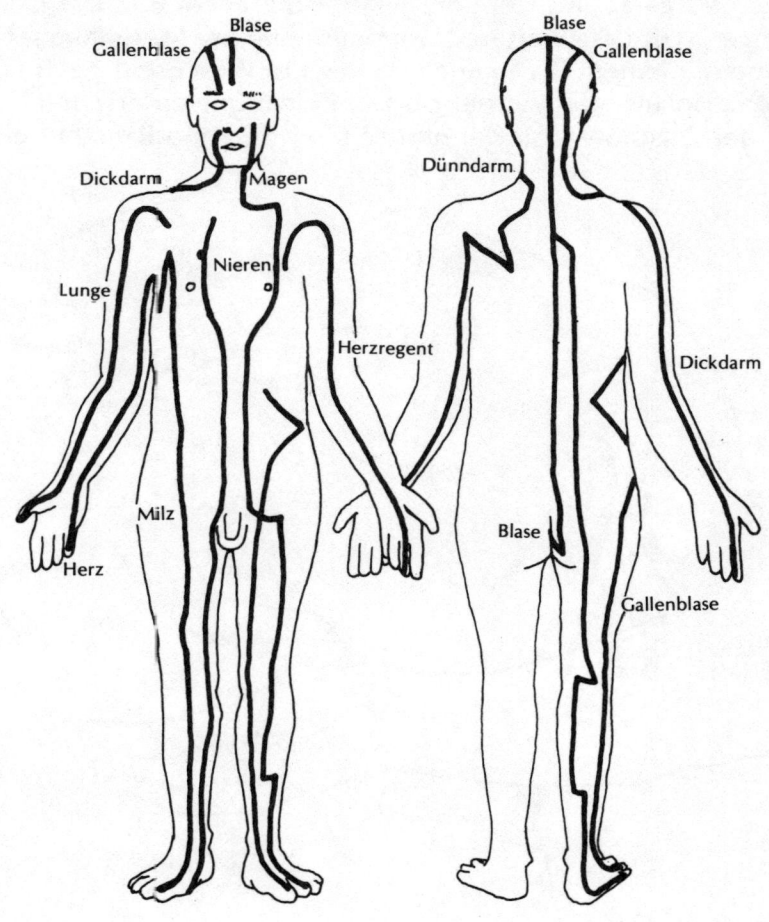

Die Meridiane

Ki oder Ch'i Energie — auch Prana-, Orgonenergie usw. genannt — zirkuliert im menschlichen Körper in vierzehn Kanälen oder Meridianen. Zehn dieser Meridiane entsprechen Organen oder bestimmten Funktionen: Blase, Gallenblase, Herz, Nieren, Lunge, Dickdarm, Leber, Magen, Dünndarm und Milz/Bauchspeicheldrüse. Vier davon entsprechen mehr allgemeinen Funktionen: Gouverneurgefäß, Konzeptionsgefäß, Herzregent und Dreifacher Erwärmer. (Für detailliertere Informationen über Meridiane sehen Sie bitte in meinem *Do-In Buch*, Verlag Ost West Bund, nach.) Die Hauptmeridiane sind auf der obigen Zeichnung zu ersehen.

Bei der Diagnose sind Kenntnisse über die Meridiane hilfreich.

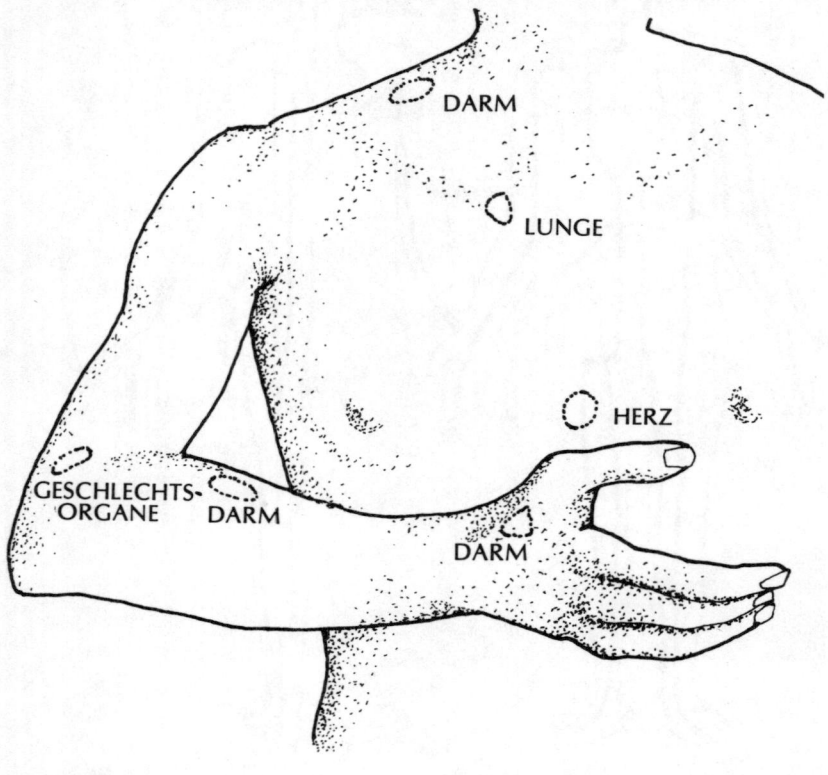

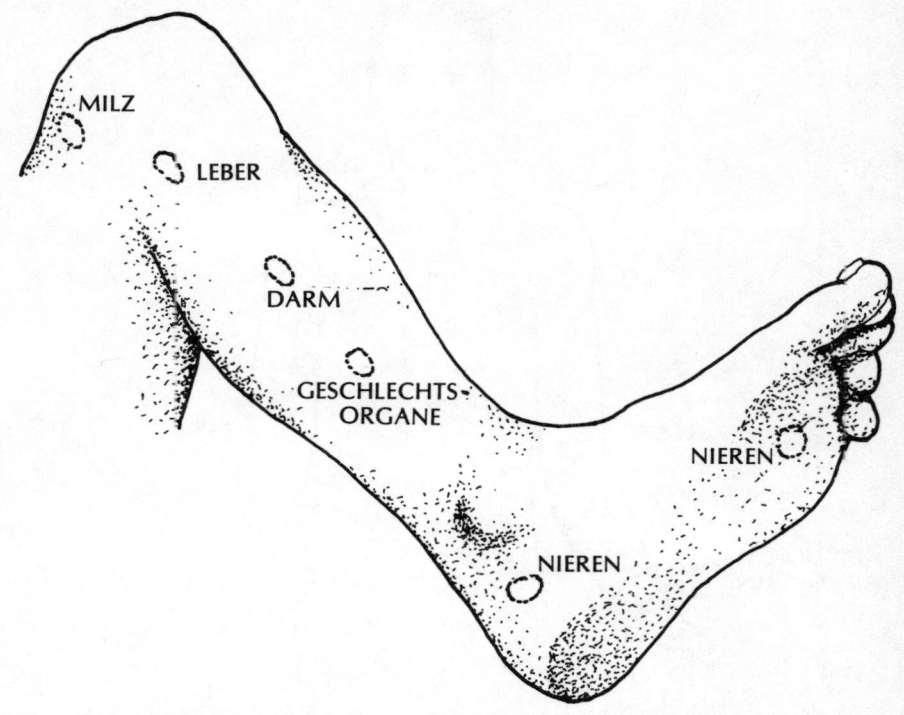

So treten z.B. Male, Flecken, Warzen und Verfärbungen entlang der Meridiane auf und verweisen auf Schwierigkeiten bei den entsprechenden Organen. Indem man Druck auf Hauptpunkte der Meridiane ausübt, läßt sich gut feststellen, welche Organe schwach sind. Empfindet eine Person stechende Schmerzen beim Druck auf einen Punkt, ist das entsprechende Organ schwach. Einige dieser Punkte sind auf der nachfolgenden Zeichnung zu sehen.

Zusätzlich zu den Punkten an den Meridianen können wir nach solchen Bereichen sehen, die eine Schwellung, Versteifung, Verfärbung oder sehr viele Körperhaare vorweisen. Einige dieser Bereiche liegen an den Meridianen, einige liegen direkt über den betroffenen Organen. Die folgenden Zeichnungen zeigen einige solcher Stellen auf Vorder- und Rückseite des Körpers.

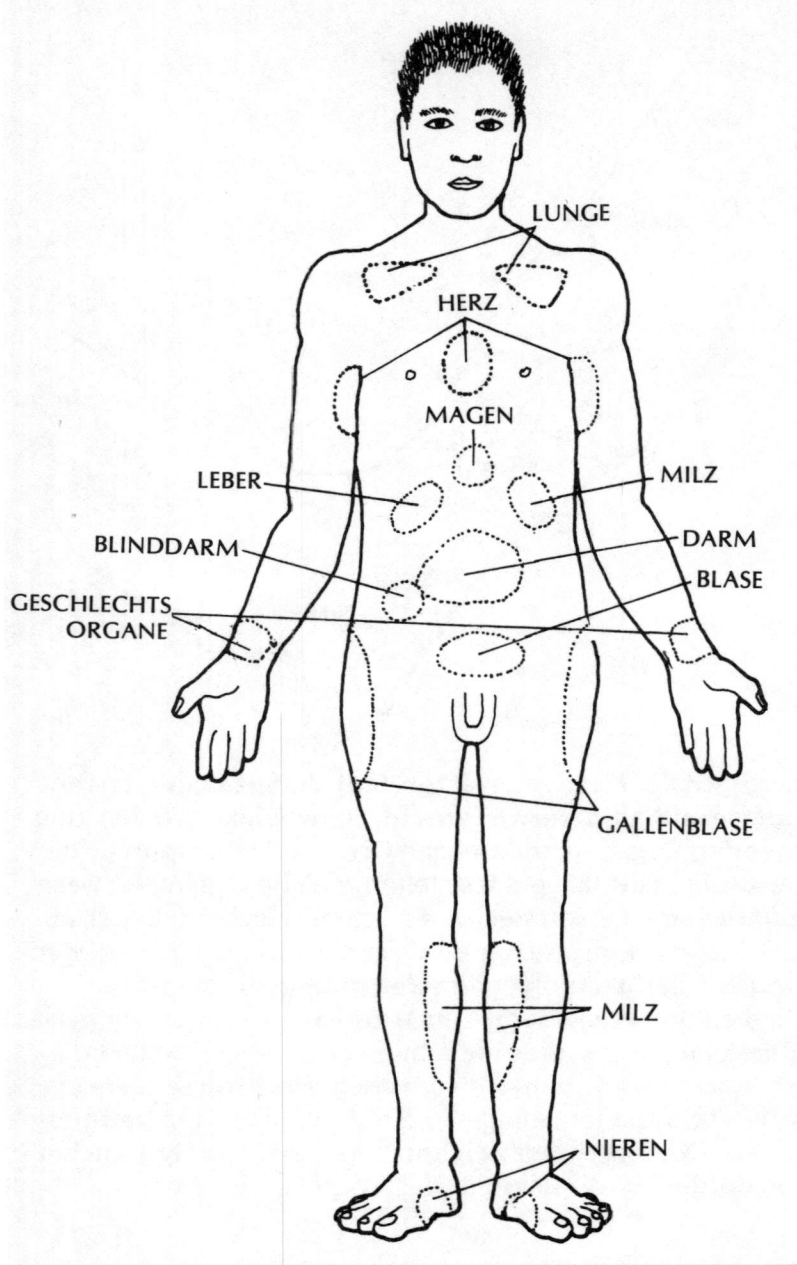

LUNGE

HERZ

MAGEN

LEBER

MILZ

BLINDDARM

DARM

BLASE

GESCHLECHTS
ORGANE

GALLENBLASE

MILZ

NIEREN

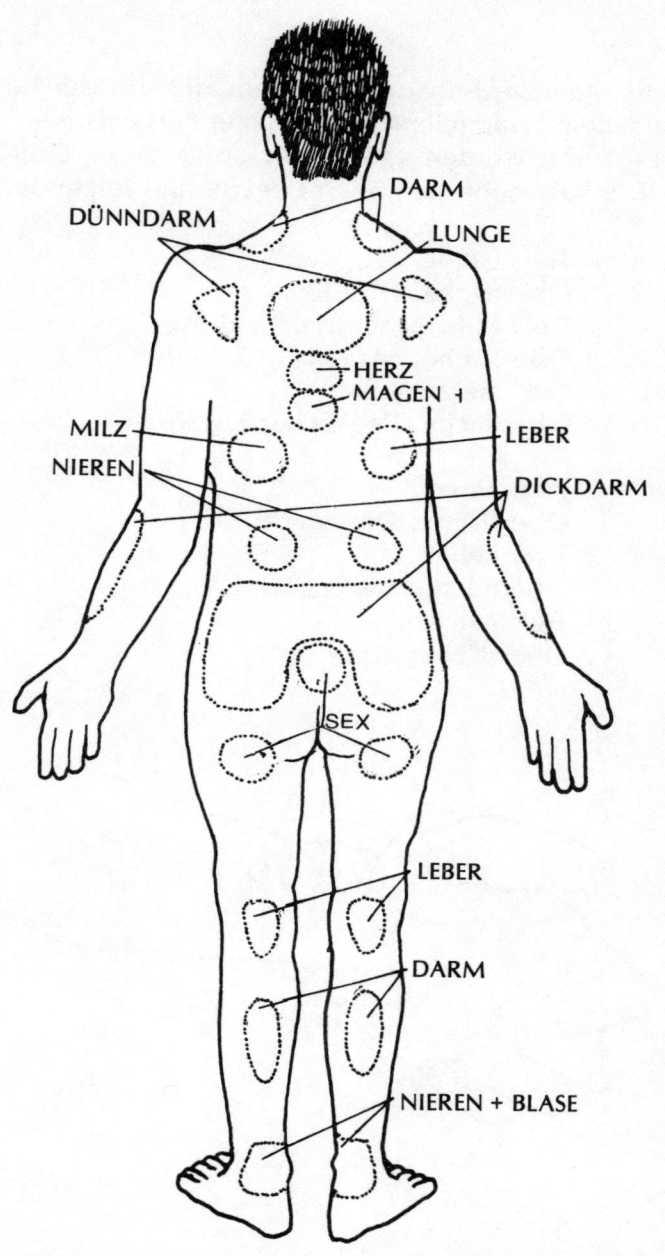

Die Pulse

Die westliche Medizin kennt nur einen Puls, die fernöstliche dagegen drei an jedem Handgelenk. Wobei jeder Puls entweder an der Oberfläche gefühlt werden kann, oder durch tiefen Druck. Die Pulse und ihre korrespondierenden Organe sind folgende:

Rechte Hand: 1. Tief: Lunge
                  Oberfläche: Dickdarm
             2. Tief: Milz/Bauchspeicheldrüse
                  Oberfläche: Magen
             3. Tief: Herzregent
                  Oberfläche: Dreifacher Erwärmer

Linke Hand: 1. Tief: Herz
                  Oberfläche: Dünndarm
             2. Tief: Leber
                  Oberfläche: Gallenblase
             3. Tief: Nieren
                  Oberfläche: Blase

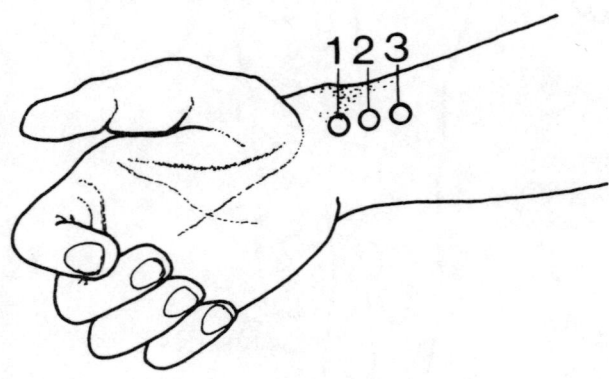

Der Oberflächenpuls kann durch leichte Berührung gefühlt werden, der tiefe Puls durch einen tieferen Druck, der fest und konstant aber nicht schmerzhaft sein sollte. Nach einiger Praxis werden Sie lernen, diese Pulse leicht zu finden. Die exakte Linie dieser Pulse hängt von der betreffenden Person ab; Sie müssen sie finden.

Die Oberflächenpulse entsprechen den Yin-Organen (Blase, Gallenblase, Dickdarm, Dünndarm, Magen, Dreifacher Erwärmer) und die tiefen Pulse den Yang-Organen (Herzregent, Herz, Nieren, Leber, Lunge, Milz/Bauchspeicheldrüse).

Wenn Sie Pulse fühlen wollen, halten Sie die Hand der Person mit einer Hand leicht fest. Benutzen Sie Zeige-, Mittel- und Ringfinger Ihrer freien Hand, um die Pulse zu fühlen. Beginnen Sie an der unteren Falte des Handgelenks; dann wird jeder Finger an seinen

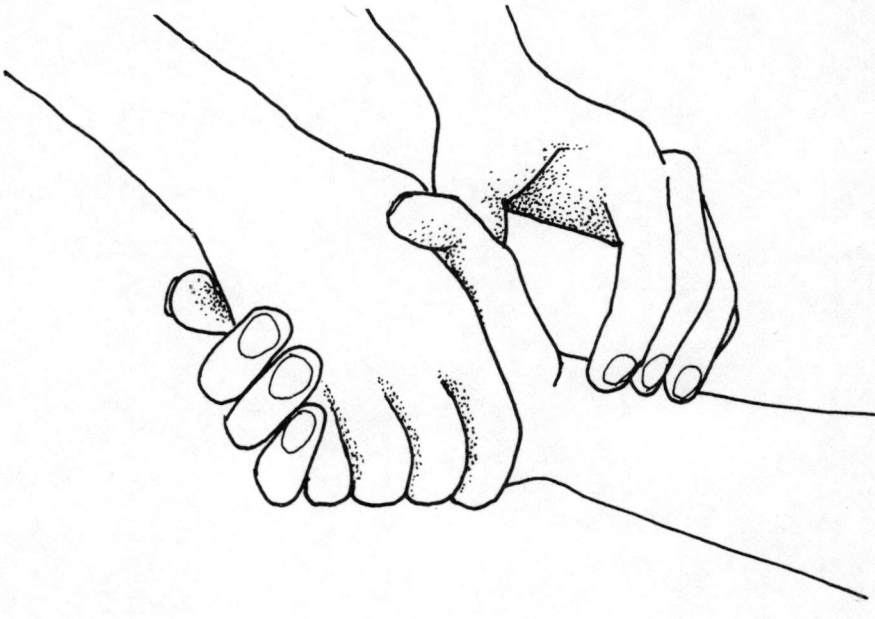

Die Position der Hände beim Pulsefühlen.

richtigen Platz kommen. Am besten schließen Sie die Augen und verhalten sich sehr ruhig. Üben Sie, indem Sie Ihre eigenen Pulse fühlen. Sie werden evtl. feststellen, daß ein oder zwei der tieferen Pulse fehlen. Wenn vier oder fünf fehlen, ist die Situation kritisch. Ich selbst fühle selten Pulse. Wenn ich es tue, so *zwischen* zweien. Die gegenseitige Abhängigkeit zwischen den antagonistischen/ komplementären Organen der jeweiligen Pulse läßt sich so erkennen. Beispiel: Der Puls zwischen Nieren- (tief) und Blasenposition (oberflächlich) zeigt den Zustand des Nieren/ Blasensystems. Dies ist keine traditionelle Technik, aber ich halte sie für sehr hilfreich.

Der Puls am vorderen Hals weist auf den seelischen und körperlichen Zustand insgesamt hin. Ein langsamer, steter, ruhiger Pulsschlag zeigt eine ruhige Geistesnatur an; ein rasender oder ungleichmäßiger Pulsschlag weist auf mentale Störungen.

Die Stimme

Hören

Um die Kondition einer Person durch Zuhören zu beurteilen, bedarf es einer feineren Sensibilität als bei der Beurteilung durch Betrachten oder Berühren.

Jeder benutzt beim Zuhören ein Ohr stärker als das andere. Das bevorzugte Ohr liegt näher am Zentrum des Haarwirbels. Das Hörvermögen ist in dem Bereich am größten, der sich parallel zu der Spiralachse befindet. Je nach Lage des Wirbels scheiteln die Menschen ihr Haar. Wenn die Mutter eine stärkere Konstitution als der Vater hatte, so befindet sich der Wirbel auf der rechten Seite und umgekehrt.

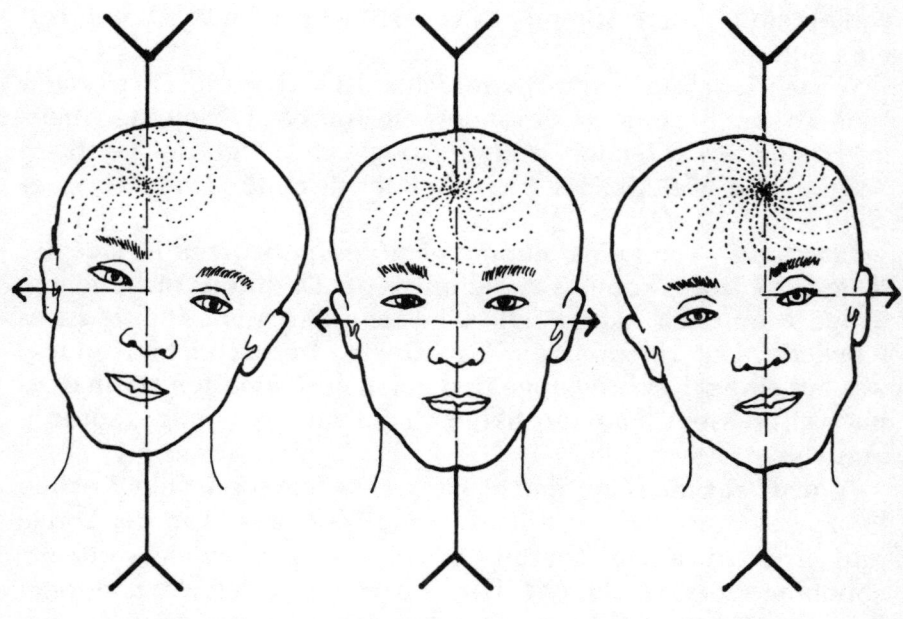

Klangfarben der Stimme

Wir können uns ein Bild über den Zustand der inneren Organe eines Menschen machen, indem wir auf seine Stimme hören. Die Tonlage der Stimme wird durch die Lunge reguliert, ihre Geschwindigkeit und ihr Rhythmus durch das Herz. Andere Klangfarben sind durch exaktes Zuhören und Vergleiche mit anderen Stimmen zu erkennen. Gebrauchen Sie beim Zuhören die Antagonismen: Hoch/ tief; schnell/ langsam; laut/ leise; scharf/ dumpf; trocken/ feucht; klar/ undeutlich; durchdringend/ undurchdringend; fest/ weich; regelmäßig/ unregelmäßig (stotternd). Einige dieser Gegensätze werden unten besprochen. Versuchen Sie, die Bedeutung der übrigen selbst herauszufinden.

Hoch/tief. Eine hohe Stimme wird durch sehr zusammengezogene Stimmbänder ausgelöst. Wenn ein Junge erwachsen wird, dehnt sich der Adamsapfel aus, seine Stimme wechselt von hoch zu tief. Da der Adamsapfel einer Frau zusammengezogener ist, ist ihre Stimme höher. Salzige Nahrung und raffinierte Kohlehydrate bewirken eine höhere Stimme; Wasser, Milchprodukte, Öl und Fett eine tiefere.

Schnell/langsam. Schnelles Sprechen ist mehr yang. Ein yinniger Mensch spricht langsam, besonders ein kranker. Die meisten mental Erkrankten sprechen langsam, obgleich einige der geistigen Krankheiten wie z.B. Hysterie charakteristisch für schnelles Sprechen sind.

Laut/leise. Wenn eine Stimme nicht fest verwurzelt ist (aus der Tiefe des Körpers kommt), funktioniert der Darmtrakt nicht richtig. Einige Menschen haben sehr schwache Stimmen. Für sie ist es schwierig, laut zu sprechen. Genau wie oberflächliche Atmung, was auf eine schlechte Lunge und einen verkrampften Darm deutet, weist dieses Charakteristikum oft auf ein sehr yinniges autonomes Nervensystem hin.

Feucht/trocken. Eine feucht klingende Stimme ist ein Zeichen für zuviel Flüssigkeit im Körper sowie Feuchtigkeit in der Lunge und überanstrengte Nieren. Schwitzen, geschwollene Beine, abnehmende sexuelle Aktivität, ein vergrößertes Herz, dünnes Blut, erweiterte Kapillaren, ausgehendes Haar, dies können alles

Begleiterscheinungen einer feuchten Stimme sein.

Deutlich/undeutlich. Eine undeutliche Stimme wird durch Schleim im Hals ausgelöst.

Handschrift

Die Beurteilung der Kondition eines Menschen auf der Basis der Handschrift läßt sich am besten mit persönlichen Briefen und nicht mit Geschäftsbriefen durchführen. Als erstes sollte man den generellen Charakter der Schrift beachten. Ist sie angenehm anzusehen und klar zu lesen? Prüfen Sie als nächstes die Details: Die Neigung der Buchstaben, ob nach vorne oder nach hinten, oder ob sie gerade sind; die Regelmäßigkeit der Zwischenräume zwischen den Buchstaben; die Gleichmäßigkeit der Buchstabenhöhe; haben die geschriebenen Zeilen eine Tendenz nach unten oder nach oben.

Hier zwei Beispiele von Handschriften. Welche ist yin, und welche ist yang?

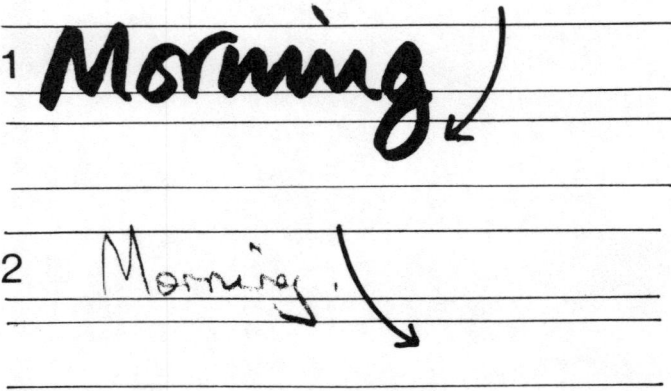

Die Schrift des ersten Beispiels, die sich nach vorne neigt, ist mehr yin, die nach hinten (zweites Beispiel), mehr yang. Eine gerade ausgerichtete Schrift ist ausgeglichener. Für Kinder ist es schwierig, mit einer Neigung nach vorne zu schreiben — sie sind zu yang. Frauen jedoch tendieren zu einer Neigung nach vorne.

Nach oben gehende Zeilen sind yin, solche, die nach unten weisen, sind yang. Vertikale Striche sind yin, horizontale yang. Im Lateinischen überwiegen die Yin-Striche; Yang-Striche werden hauptsächlich zum Verbinden benutzt. Dazwischen liegen die kreisförmigen Striche, die entweder yin oder yang sind, bedingt durch ihre Form.

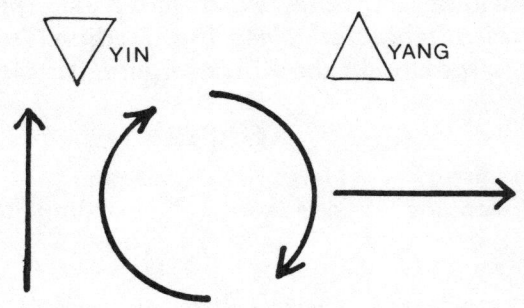

Yinnige Menschen koordinieren ihren Schreibrhythmus mit ihrer Atmung, yangige Menschen mehr mit ihrem Herzschlag. (Gewöhnlich harmoniert die Sprache mit der Atmung und das Schreiben mit dem Herzschlag. Bei yinnigen Menschen tendiert der Rhythmus ihrer Atmung dazu, ihre Schreibweise zu beeinflussen).

Das gesprochene Wort ist yinniger als das geschriebene. Eine yangige Person zieht es vor zu sprechen, eine yinnige gibt dem Schreiben den Vorzug. Für einen yinnigen Menschen ist es schwierig, vor vielen Menschen zu sprechen, er wird es vorziehen, zu schreiben. Sehr wenige Menschen sind zu beidem in der Lage. Meist besteht eine Vorliebe, entweder zu schreiben oder zu sprechen. Unter den großen religiösen Menschen der Geschichte war z.B. Jesus sehr yang, er hat nichts geschrieben. Konfuzius hingegen war sehr yin, er hat sehr viel geschrieben.

Wenn wir zu schreiben beginnen, kommt zuerst das Bewußtsein (yin) und auch der Wille (yang) zu schreiben — dies sind Ergänzungen, Vorder- und Rückseite. Der Intellekt setzt ein (beobachtet, daß keine Schreibfehler gemacht werden, versucht sich klar auszudrücken usw.) und auch der Entschluß. Dann treten Emotion (der

Wunsch schön zu schreiben, künstlerisch zu sein) und Sentimentalität auf. Es folgen Sinneswunsch und nähere Bestimmung. Letztendlich wollen wir schließen und die Aufgabe zuende bringen, welches Ausdruck unserer mehr mechanischen Natur ist.

All diese Aspekte unserer Beurteilung folgen einander mit enormer Geschwindigkeit. Jedes Wort, jeder Satz, jeder Absatz und jedes Kapitel durchlaufen diese fünf Stadien. Der Einfluß dieser Beurteilungsaspekte auf die Körperorgane ist folgermaßen:

KÖRPER

Kopf	Lunge	Herz	Darm	Nerven
Hirn	Atmung	Kreislauf	Sexualfunktion	Reflexe
1	2	3	4	5
Bewußtsein	Intellekt	Geschicklichkeit	Sinneswunsch	Instinkt
Wille	Entschluß	Empfindung	Anpassung	Fertigstellung

GEIST

Selbst ein Wort, ein Satz zeigt diese Anordnung. Eine handschriftliche Mitteilung, die gleichmäßig beginnt und ungleichmäßig endet, zeigt an, daß des Schreibers Darm und sein autonomes Nervensystem in schlechter Verfassung sind, obwohl Gehirn, Herz und Lunge noch effizient arbeiten. Mit diesen Kenntnissen können wir die Gesamtverfassung der Menschen, die uns schreiben, erkennen. Auch sehen wir, ob diese Menschen praktisch, romantisch, kalt- oder warmherzig sind, wie noch vieles mehr über ihren Charakter und ihre gesundheitliche Verfassung.

Angewohnheiten

Alle Individuen haben eine einzigartige, charakteristische Art, sich selbst zu präsentieren, welches ein Zeichen ihrer inneren Verfassung ist. Sie machen z.B. bestimmte gewohnheitsmäßige Gesten, während sie sprechen. Diese Zeichen sind Mitteilungen, die zur Diagnose der mentalen, physischen und spirituellen Kondition benutzt werden können.

Viele Angewohnheiten sind ein Selbstschutz des Körpers. Die äußere Körperstruktur zieht sich zusammen, dehnt sich aus, biegt oder dehnt sich, um innere Störungen aufzufangen und auszugleichen. Wenn z.B. die Lunge schlecht arbeitet, treten die Schultern nach vorne, um sie zu schützen. Manchmal verschränken die Menschen ihre Arme — genau wie im Mutterleib —, um sich zu yangisieren. Sie tun das, weil sie im Inneren yin und schwach sind. Wenn unsere Lunge mit Schleim belegt ist, fühlen wir uns sicherer mit über der Brust verschränkten Armen. Übereinandergelegte Beine sind auch Kennzeichen. Das Gewicht wird von einer Seite des Darms auf die andere verlegt.

Wir sind alle verschieden; wir haben alle unsere Schwächen und Stärken. Die eine Person mag von der Kunst angezogen sein; eine andere nicht. Es mag sein, daß wir Gefallen daran finden, Musik zu spielen, aber wenn unsere Finger steif sind, werden wir damit zufrieden sein müssen, Musik zu hören. Ein Mensch mit schmalen Augen tendiert dazu, sich an einer yangigen Form der künstlerischen Gestaltung wie Innendekoration zu erfreuen. Dies erfordert größere körperliche Aktivität als z.B. Schreiben.

Ein Mensch, der yang geboren und von yinniger Nahrung angezogen wurde, neigt eher dazu, ein geistiger Lehrer, Künstler usw. zu werden. Diejenigen, die yin geboren und von yangiger Nahrung angezogen wurden, tendieren dazu, aktive Politiker, Geschäftsleute, Anwälte usw. zu werden. Die Arbeit, die wir ausüben, vermag sehr viel über unsere Konstitution und Kondition auszusagen.

Das gleiche gilt für die Wahl unserer Freunde, Partner, Ehefrauen und -männer. Ein Mann würde nie daran denken, eine bestimmte Frau zu heiraten, ein anderer würde sich sofort in sie verlieben. Wir alle suchen Ausgeglichenheit durch Polarität.

Ratschläge zur Ernährung

Proportionen der Nahrung

Am Anfang beinhaltete die Erde Elemente und einfache Zusammensetzungen — Wasserstoff, Sauerstoff, Stickstoff, Kohlendioxid, Wasser — und daraus entstand Leben. Es bildeten sich Proteinmoleküle, die primitive Zellen formten. Dann traten zwei Hauptlinien der Entwicklung hervor — eine yin und eine yang: Die Pflanzen- und die Tierwelt. Wir können im folgenden Diagramm sehen, wie diese beiden Zweige gleichzeitig und sich gegenseitig ergänzend entstanden:

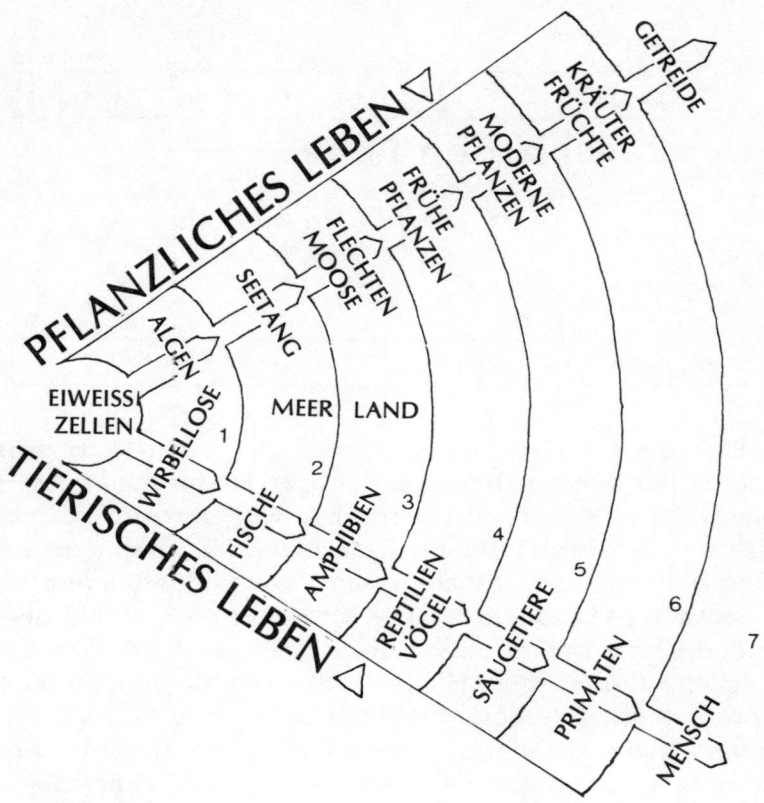

Die Menschheit ist das Endstadium dieses 3.2 Milliarden Jahre dauernden Entwicklungsprozesses. Der Mensch hat sich als eine Spezies entwickelt und auf die Dauer überlebt, weil er Getreide- körner aß, die zur gleichen Zeit und unter den gleichen klimati- schen Bedingungen auf der Erde erschienen wie wir.

Der Evolutionsprozeß entwickelt sich im logarithmischen Zeit- maß. Um festzustellen, wann die einzelnen Phasen der Entwicklung stattgefunden haben, können wir den gesamten Zeitraum von 3.2 Milliarden Jahren durch zwei teilen, diese Summe wieder durch zwei usw..

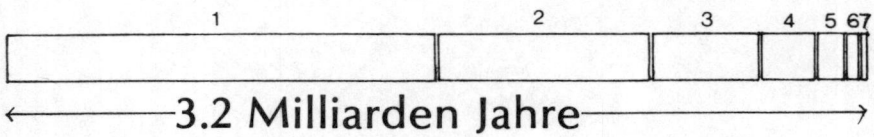

1   2   3   4   5   67

←————— 3.2 Milliarden Jahre —————→

| SONSTIGE | SUPPE | LANDPFLANZEN | GETREIDE | BOHNEN | SAMEN |

Die erste Skala zeigt die Evolutionsperioden. Die zweite Skala zeigt das Verhältnis der Nahrung bei einer richtigen Ernährungsweise — entgegengesetzt zu den Zeitproportionen. Mit anderen Worten, die Hälfte der Ernährung stellen Getreidekörner, Bohnen und Samen, die Nahrung, die zuletzt entstand. Die Hälfte des verbleibenden Teils wären Landgemüse. Das Meeresgemüse — inklusive der Suppe, die eine Reproduktion des Urmeeres ist, aus dem wir uns entwickelt haben — ist die Hälfte des dann verbleibenden Teils.

Die Teilungseinheit in dieser logarithmischen Folge kann geändert werden, das Prinzip aber bleibt das gleiche. Die Proportion der Hauptnahrung sollte als erstes entschieden werden; dann folgen die sekundären Nahrungsmittel gemäß der logarithmischen Folge. Hier zwei Beispiele:

50%   **25%**   **12%**

| GETREIDE | GEMÜSE | SUPPE | SONSTIGE |

70%   **20%**   **6%**

| GETREIDE | GEMÜSE | SUPPE |

Proportionen der Nahrung zeigen, wie der Wechsel bei der Hauptnahrung die gesamte Ernährung verändert.

Wenn Sie 50% der Gesamtmenge für das Hauptnahrungsmittel ansetzen, dann sind 50% des Verbleibenden für die nächste Kategorie der Nahrungsmittel usw.. Wenn Sie mit 70% beginnen, dann ist die nächste Kategorie 70% der verbleibenden Menge (70% x 30% = 21%) usw.. Menschen, die unter einem Zustand übermäßigen Yins leiden, müssen yangiger werden. Um dies zu erreichen, erhöhen wir den Anteil des Hauptnahrungsmittels (Getreide). Dies reduziert die anderen Anteile im Verhältnis zur gesamten Nahrungsaufnahme. Bei jemandem, der zu yang ist, ist das Gegenteil anzuwenden: Der Anteil des Getreides ist zu reduzieren, so wird der Anteil der anderen Nahrungsmittel entsprechend vergrößert. Wenn Sie jemanden bei der Ernährung beraten, beginnen Sie mit dem zutreffenden Prozentsatz an Getreide und nehmen dies als Basis.

Die Prinzipien des Essens
Gründliches und richtiges Kauen ist enorm wichtig. Es hilft beim Verdauen jeglicher Nahrung, aber speziell bei Getreide, das fast ausschließlich im Mund statt im Magen verdaut wird. Merken Sie sich folgendes: Kauen Sie Ihre Getränke und trinken Sie Ihre feste Nahrung. Das Auf- und Abbewegen Ihrer Kiefer ist nicht genug. Benutzen Sie Ihre Backenzähne ausgiebig: Kauen Sie kreis- oder spiralförmig.

Es ist nicht empfehlenswert, vor dem Schlafengehen zu essen. Wenn zwischen Nahrungsaufnahme und Zubettgehen keine drei oder vier Stunden liegen, wird die Nahrung in Magen und Darm verbleiben, während Sie schlafen, und nicht ordentlich verdaut werden.

Eine Mahlzeit wird am besten von Yang nach Yin gegessen. Getreide ist der Hauptbestandteil, so daß es während der gesamten Mahlzeit gegessen wird. Wir beginnen mit Suppe, dann Gemüse, und wenn es Früchte gibt, so beenden wir damit die Mahlzeit. Das Getreide ist ausgeglichen, aber die Nebengerichte enthalten Mischungen von Yin und Yang. Bei einer Vielzahl von Gemüsen, selbst wenn sie zusammen gekocht sind, sollten wir die yangigen (Wurzelgemüse usw.) zuerst essen, dann die yinnigeren (grünes Blattgemüse usw.), immer abwechselnd mit Getreide (siehe Nahrungstabelle Seite XIV). Da Salat yin ist, sollte er am Ende der Mahlzeit statt am Anfang stehen. Eine salzige Suppe gehört an den Anfang der Mahlzeit (das Salz regt die Verdauung an), eine ‚süße' Suppe sollte jedoch zum Schluß gegessen werden. Yangige Bohnen wie Adukibohnen können zusammen mit Getreide während der gesamten Mahlzeit gegessen werden, yinnige Bohnen, wie Soja- oder Limabohnen, zum Ende. Wenn Sie Yinniges vorher essen, wird Ihr Hunger reduziert, und Ihr Essen wird nicht gut „liegen". Selbst wenn Sie gute Nahrung essen, wird sie keine Wirkung haben, wenn Sie nicht diese Prinzipien berücksichtigen.

Salz
Salz ist yang, daher wird bei einer yangigen Ernährung die Menge des Salzes erhöht und bei einer yinnigen Ernährung verringert.

Viele Menschen, die versuchen makrobiotisch zu essen, haben unnötig Angst vor Salz. Sie wollen nicht yang werden. Das Leben ist ein Ausdehnungsprozeß, Hinbewegen auf den Tod und extreme Yinnisierung. Derselbe Lebensprozeß bringt aber auch Krankheit und Zerfall hervor. Wenn wir uns zu schnell ausdehnen, yinnisieren, vernichten wir uns selbst. Die modernen Menschen suchen das extreme Yin in Form von Zucker, Coca Cola, Eis usw. und zerstören sich. Mehr yang zu sein — langsamer zu zerfallen — und ein maßvolles Leben, das ist das Geheimnis von Langlebigkeit. Seien Sie nicht faul und bequem. Obgleich der Gebrauch von Salz schwierig ist, benutzen Sie es, um den Prozeß des Lebens langsam zu halten.

Viele junge Menschen heutzutage haben eine große Menge Drogen genommen, welche ihr autonomes Nervensystem schwächen. Daher haben sie ihr angeborenes Urteilsvermögen verloren und keine ausreichende Kontrolle über sich. Diese Leute benötigen geringere Mengen Salz, die allmählich erhöht werden sollten. Vor einigen Jahren konnten die Menschen, die mit der Makrobiotik begannen, ziemlich viel Salz vertragen — ohne schlechte Auswirkungen.

Die Menschen, die jetzt mit der Makrobiotik anfangen, sind schwächer. Sie müssen vorsichtiger sein, sie können sich nicht so

76

schnell ändern. Es ist erstaunlich, einen solch großen Unterschied innerhalb der letzten sechs oder sieben Jahre zu sehen. Wenn wir uns einige Zeit lang yangisiert haben, durch gutes Essen, sind wir in der Lage, mit der Nahrung frei zu experimentieren, um mehr yin oder mehr yang zu werden, ganz nach Wunsch.

Tierische Nahrung

Wenn wir tierische Produkte essen wollen, so ist es klüger, Tiere zu wählen, die am entferntesten von uns in der Evolutionsskala sind. Von all der tierischen Nahrung ist Fisch die gebräuchlichste beim makrobiotischen Kochen. Obwohl das Tierreich generell yangiger als die Pflanzenwelt ist, so ist Fisch nicht unbedingt yang. Fisch kann yin sein oder Yin-Elemente haben. Dies hängt von Art und Methode der Zubereitung ab. Die kleinen, getrockneten Fische mit Gräten (japanische Iriko) sind yang. Der weiße Fisch jedoch, der meist in Restaurants serviert wird, kann sehr yin sein. Fisch ist eine gute Eiweißquelle. Eiweiß ist yin, daher wird beim Kochen von Fisch Salz oder Tamari (Soyasauce) benutzt. Statt zu denken: „Ich habe Fisch gegessen und bin yang geworden", wäre richtiger: „Ich habe Fisch *mit Salz* gegessen und bin yang geworden". Der springende Punkt ist, daß tierische Nahrung bestimmte Eigenarten von beiden, Yin wie Yang, enthält. Wir müssen vorsichtig damit umgehen.

Beratung

Jemandem eine Beratung zu geben erfordert, daß wir der betreffenden Person nicht nur zu der Behandlung ihrer speziellen Kondition etwas sagen, sondern auch die physiologischen, mentalen oder psychischen und die spirituellen Ursachen für ihre Kondition darlegen. Wenn Sie mit den Symptomen beginnen und enden, sind Sie ein ‚Profi‘, ein Spezialist. Sie sollten den Menschen helfen, sich an ihren unendlichen Traum zu erinnern und sich bewußt zu machen, daß diese Welt vergänglich ist. Symptome können geheilt und beseitigt werden, aber letztendlich müssen die Menschen ihre totale Freiheit verstehen und ihr eigenes Verschulden an ihrem Elend. Ohne dieses Verständnis werden sie ihre Krankheit erneut bekommen und zu Ihnen zurückkehren. Wenn Sie kranke Menschen behandeln, versuchen Sie sie auf den Weg zu bringen, ihre angeborene Freiheit wiederzuentdecken. Das ist schwierig, aber möglich. Natürlich können Sie mit besonderer Behandlung und lokalen Anwendungen vorgehen, Sie können Symptome beheben, aber das sollte nicht Ihr Ziel sein. Setzen Sie sich selbst keine Grenzen.

Dem Betroffenen die Ursache für sein Problem richtig zu erklären, ist die größte Schwierigkeit bei der Beratung, selbst dann, wenn Sie sie kennen. Wenn die Person nicht das von Ihnen Vorgeschlagene in die Tat umsetzt, sind Ihre Bemühungen vergeblich. Sind Sie aber in der Lage, die Ganzheit der Menschen zu sehen — die Einheit der physischen, mentalen und spirituellen Kondition —, dann werden Sie sich so mit ihnen verständigen, daß sie Sie verstehen werden.

Ist jemand egozentrisch, nur auf seinen Vorteil bedacht, müssen Sie ihm mitteilen, daß es besser für ihn wäre, einen Spezialisten aufzusuchen, und daß er da bei Ihnen nicht richtig wäre. Viele Menschen sind nur hinter persönlichem, egoistischem Gewinn her. Diese Mentalität hat sie krank gemacht. Wenn Sie es nicht vermögen, ihre Geisteshaltung um 180 Grad zu verändern, wird sich Gesundheit und Glück bei ihnen niemals einstellen.

Symptome zu beseitigen ist einfach, aber einen Menschen zu verändern ist schwer. Sie können einige hundert Personen behandeln und ein guter symptomatischer Arzt werden. Um die Menschen aber ihre Freiheit erkennen zu lassen, müssen Sie Tausende gesehen haben. Das ist ein lebenslanges Training — vielleicht das Studium mehrerer Leben, ich weiß es nicht. Unser diagnostischer Rat ist in erster Linie *Erziehung*. Ihr Sinn ist es, die Lebenseinstellung, die spirituelle, mentale und physische Kondition des Kranken zu fördern. Jesus und Moses haben diese Art der Heilung praktiziert. Aber heute gibt es sehr wenige unter den Millionen Ärzten, die diese ganzheitliche Medizin anwenden.

Es existiert kein Wort, welches die Praktiker dieser Art Medizin beschreibt. Als ich zum ersten Mal Georges Ohsawa traf, wollte ich ihn einigen Professoren an der Universität Tokio, an der ich graduierter Student war, vorstellen. Ich benötigte einige persönliche Informationen und fragte ihn, was ich zu seinem Beruf schreiben sollte. Er konnte es nicht sagen. Er war weder Arzt noch Diätetiker, sondern mehr — so etwas wie ein Philosoph, aber nicht im akademischen Sinne. Georges hat über meine Verwirrung gelacht, und auch ich lache jedesmal, wenn ich meinen Beruf angeben muß. Denn es handelt sich um einen Lebensweg, der sich nicht kategorisieren läßt. Viele Studenten wollen die fernöstliche Medizin erlernen. Sie sagen: ,,Ich bin ein Arzt der Akupunktur", oder: ,,Ich bin Makrobiot", aber das ist lächerlich, wenn Sie darüber nachdenken. Ein Mensch ist durch nichts limitiert, begrenzt. Wenn wir die Ordnung des Universums kennen, sind wir grenzenlos.

Bei Ihren Beratungen werden Sie feststellen, daß es zwei Arten von Menschen gibt: 1) Diejenigen, die nur einen Blick für das Kleine haben, nur die Details sehen und das Ganze übersehen; 2) diejenigen, die einen Blick für das Ganze haben, aber an Einzelheiten nicht interessiert sind. Diese beiden verschiedenen Typen beraten wir demnach auch auf gegensätzliche Weise. So sagen Sie der ersten Person z.B., wie ein Tumor mit Kompressen behandelt wird usw. Danach kommen Sie zur Ursache — warum der Tumor entstand. Sie führen ihre Gedanken zu ihrer Ernährungsweise und erst dann zu ihrer Denkweise. „Sie vertrauen zu sehr auf die moderne Medizin". Oder: „Sie sind zu egozentrisch, deshalb haben Sie die Nahrung gegessen, durch die Sie krank geworden sind". Für die zweite Person gebraucht man die Methode anders herum. Vielleicht sagt sie: „Möglicherweise habe ich einen Fehler begangen —das ist mein Karma", ohne über ihren Tumor oder andere Symptome zu sprechen. Daher müssen Sie ihre Gedanken vom Gesamten zu den Teilbereichen führen. „Ja, Ihre Krankheit kam vom Karma. Aber was bedeutet Karma?" Sie sollten erklären, daß das Karma die Ordnung des Universums ist. Danach sollten Sie der Person auflisten, was sie innerhalb dieser Ordnung essen sollte. Besprechen Sie dann zuletzt die Symptome.

Sie müssen lernen, den Grad der Urteilsfähigkeit einer Person zu erkennen. Es gibt Menschen, die mit bruchstückhaftem Wissen zu Ihnen kommen. Sie sprechen z.B. über Vitamin B_{12} oder andere moderne Begriffe. Wenn sie um einen Rat bitten, beginnen Sie auf dieser Stufe. Tun Sie das nicht, so werden diese Menschen nicht in der Lage sein, zu verstehen. Sie müssen ihnen in wissenschaftlicher Ausdrucksweise die Wirkung der Nahrung, die sie essen, und wie sie sie ändern müssen, erklären.

Sie müssen sich selbst dazu bringen, sehr flexibel zu sein. Auf einer Stufe stehen zu bleiben, bedeutet Unfreiheit. Verweilen wir die ganze Zeit auf einer sehr hohen Stufe, so sind wir Heilige. Ein grenzenloser Mensch bewegt sich frei von einer Stufe des Denkens zu einer anderen, den Umständen entsprechend. Dies zu tun, müssen wir unsere Starrheit ablegen, mit jedem Freund werden und die gleichen liebenden Gefühle für jeden hegen. Dann können wir alle Arten von Menschen beraten. Falls es jemanden oder etwas gibt, den/das Sie nicht mögen, so sind Sie noch begrenzt. Und Ihre Eignung für Beratungen ist nicht voll entwickelt. Wenn Richard Nixon zu Ihnen kommen würde, sagen Sie: „Hallo Richard, wo drückt der Schuh?" Tun Sie das gleiche mit einem kranken Tier: „Hallo Hase, was ist Dein Problem?" Für jeden das gleiche. Ein freier Mensch handelt so.

Sie können nicht die ganze Zeit bei einem Kranken sein. Sie

müssen die Freiheit eines Menschen bis zum Maximum respektieren. Wenn Menschen wirklich sterben wollen, so lassen Sie sie: Es ist ihre Freiheit. Es ist wichtig, niemals autoritär zu werden, bleiben Sie ein Freund oder Ratgeber. Die Menschen sollten nicht wiederholt zur Beratung zurückkommen. Tun sie es jedoch, war Ihr Rat unvollständig — Sie wußten nicht die richtige Beratung über Freiheit, die Ursache der Ursachen, zu geben. Wenn die kranken Menschen dies nicht verstehen, werden sie zu Sklaven. Sie sind tief im Inneren ängstlich und abhängig. Das ist nicht der Weg, eine gesunde Welt aufzubauen und den Menschen zu Glück und Freiheit zu verhelfen.

Zwei Typen Mensch ist einfach zu helfen: 1) Leuten, die das Ausmaß von Angst ganz erfahren haben und jetzt frei sein wollen. Sie haben bereits viele verschiedene symptomatische Methoden versucht und sind enttäuscht worden. Jetzt sind sie bereit, ihre abwehrende Lebensführung, ihre Sturheit und ihre Starrheit abzulegen und Freiheit zu finden und Gesundheit zu erlangen. 2) Leuten, die spezielle Leiden haben, deren Geist aber noch stark ist. Diese Menschen hatten embryologisch eine starke biologische Grundlage, so auch in früher Kindheit. In ihrem weiteren Leben haben sie dann allerdings ihre Gesundheit zerstört. Sie haben eine Grundlage von gesundem Menschenverstand und richtiger Beurteilung — was sie vergessen haben. Sie brauchen nur daran erinnert zu werden.

Die Fähigkeit eines jeden Menschen, sich selbst zu heilen, hängt davon ab, ob sein Wille stark genug ist. Diese innere Anlage kann durch folgende diagnostische Anzeichen erkannt werden: 1) großer Kopf 2) kräftiger Knochenbau, speziell bei Männern 3) Augen, die sich scharf konzentrieren, wenn die Person spricht. Menschen mit solchen Charakteristika haben keine Schwierigkeiten, das auszuführen, wozu sie entschlossen sind.

Die Fähigkeit, in Harmonie mit der Ordnung der Natur zu leben, ist die Essenz der Makrobiotik. Um festzustellen, ob jemand der makrobiotischen Lebensweise folgen kann, suchen Sie nach Zeichen der Ordnung in seiner Konstitution und seinen derzeitigen Angewohnheiten. Das erste Zeichen eines potentiell gut ausgeglichenen Urteilssinnes sind gerade und gut geformte Zähne. Untersuchen Sie als nächstes das vertikale Gleichgewicht des Körpers. Stellen Sie sich eine senkrechte Linie vor, die in der Mitte des Körpers verläuft, und schauen Sie, ob beide Seiten einigermaßen im Gleichgewicht sind. Tun Sie dann das gleiche mit Vorder- und Rückseite des Körpers. Sehen Sie, ob die Arme senkrecht an den Seiten herunterhängen, ob die Nase gerade ist oder zu einer Seite gebogen, und ob die Ohren senkrecht am Kopf anliegen. Sehen Sie, ob die Wirbelsäule gebogen ist. Eine große Krümmung erschwert die Entwicklung eines ausgeglichenen Urteilsvermögens.

Prüfen Sie als nächstes die waagerechten Linien. Augenbrauen so wie Ohren in einer Linie und gerade Schultern sind gute Zeichen. Es ist zwar natürlich, wenn diese Linien ein klein wenig unsymmetrisch sind, doch je größer die Abweichung ist, desto schwieriger ist es für den betreffenden Menschen, ein ausgeglichenes Urteilsvermögen beizubehalten. Schauen Sie sich danach die gebogenen Linien an — Schlüsselbein, Rippen und Becken. Beim Stehen sollten die Winkel der Füße annähernd gleich sein. Es ist am besten, wenn die Füße gerade nach vorne stehen, sind die Winkel aber nach innen oder nach außen gebogen, so sollte das bei beiden Füßen gleich sein.

Bedenken Sie die Ordnung persönlicher Angelegenheiten und den Lebensstil der Menschen. Sind sie pünktlich? Schlagen sie Türen zu? Wenn Menschen in Respekt vor anderen leben, ihre Angelegenheiten in Ordnung halten, mit dem Essen bei Tisch warten, bis alle sitzen, sind das alles Zeichen dafür, daß sie an das Gesamte denken und nicht nur an sich selbst. Wenn wir uns selbst einfach als Teil des größeren Ganzen sehen, dann sind wir in der Lage, uns selbst und andere glücklich zu machen. Ein ordentlicher Mensch kann die Makrobiotik sehr leicht verstehen. Eher engstirnige Menschen brauchen Zeit und Geduld, bis sie die grundlegenden Ursachen verstehen können.

Ordnung tritt psychologisch als eine Einstellung von Anerkennung und Dankbarkeit auf. Diese Mentalität wird großenteils in der Kindheit vermittelt. Wenn die Mutter schlampig ist, so werden auch die Kinder dahin tendieren. Von unseren Müttern lernen wir den Unterschied zwischen sozialem und egoistischem Verhalten. Menschen, die zuviel reichhaltiges Essen während der Schwangerschaft und Kindheit bekommen und ein Übermaß an Wissen, Technik und moderner Erziehung erhalten haben, sind am schwiergsten zu ändern. Mit solchen Menschen müssen Sie sehr geduldig sein. Der erste Schritt ist, ihre Nahrung zu ändern, was helfen wird, ihre Mentalität zu ändern. Beginnen Sie danach, mit ihnen Möglichkeiten, ihre Freiheit wiederzuerlangen, zu besprechen. Manchmal brauchen sie einen Anstoß, den Rest müssen sie aber selbst tun. Georges Ohsawa würde wiederholt zu einem Patienten sagen: „Finden Sie es für sich selbst heraus." Diese Menschen machten ständig Termine bei ihm, drückten sich um ihn herum und verursachten ihm viele Schwierigkeiten. Aber er wollte, daß sie wirklich frei wurden, unabhängig von seiner Person.

Wenn die Leute nicht verstehen, was Unendlichkeit ist, wird unser Rat symptomatisch oder begriffsmäßig. Wir haben sieben Prinzipien und zwölf Grundsätze (siehe Seite X). Studieren Sie sie bitte, bis Sie sie beherrschen. Der Schlüssel ist, den Menschen das Verständnis dieser Ordnung des Universums zu vermitteln. Das ist unsere Grundlage.

Über den Autor

Michio Kushi wurde in *Kokawa, Wakayama-Ken,* Japan, im Jahre 1926 geboren. Nach dem Studium der politischen Wissenschaften und internationalem Recht an der Universität von Tokio übersiedelte er 1949 in die USA. Durch die Anregung von Georges Ohsawas Ernährungslehren begann er das Studium und die Anwendung der traditionellen Philosophie und Medizin zur Lösung der modernen Weltprobleme als seine Lebensaufgabe zu betrachten.

In den frühen 60-ern zog Michio Kushi mit seiner Familie von New York nach Boston um und gründete *Erewhon,* den Naturkosthandelspionier in den USA, um organisch gewachsene und natürlich verarbeitete Lebensmittel erhältlich zu machen. Während der letzten zwanzig Jahre hielt er in der ganzen Welt Vorträge über Ernährung, Gesundheit, Philosophie und Kultur und gab Tausenden von Menschen und deren Familien persönliche Ernährungs- und Lebensempfehlungen. 1971 gründeten seine Studenten das *East-West-Journal,* um makrobiotische Informationen bieten zu können, und 1972 wurde die *East-West-Foundation* begründet, die zur Verbreitung der makrobiotischen Lehren und Forschungen ins Leben gerufen wurde. Heute gibt es etwa 500 örtliche und regionale Makrobiotikzentren in den Vereinigten Staaten von Amerika, Kanada und Europa und in Teilen Lateinamerikas, des mittleren Ostens, Asiens und Australiens. 1978 gründeten Michio und Aveline Kushi das *Kushi Institute,* eine Ausbildungsorganisation für makrobiotische Lehrer/innen, Berater/innen und Köch/e/innen mit Sitzen in London, Amsterdam, Antwerpen, Florenz, Paris, Barcelona und Kiental (Schweiz). Als weiteres Mittel zur Diskussion der Weltgesundheits- und Weltfriedensprobleme richteten die Kushis *makrobiotische Kongresse* in Nordamerika, Europa und der Karibik ein, die jährlich stattfinden und von Delegierten aus vielen Staaten getragen werden.

In den letzten Jahren traf Michio Kushi mit leitenden Persönlichkeiten aus dem Regierungs- und Sozialwesen in den *Vereinten Nationen,* der *WHO,* dem *Weißen Haus* und vielen internationalen Hauptstädten zusammen. Seine Seminare und Vorträge über Ernährungstherapie bei Krebs, Herzkrankheiten, AIDS und anderen Leiden haben Tausende von Ärzten, Krankenpflegern, Ernährungsberatern und Personen aus anderen Gesundheitsberufen angezogen. Medizinwissenschaftler an der *Havard Medical School,* der *Tulane Universität,* der *School of Public Health,*

Universität Minnesota, der Universität von Ghent und anderen Universitäten, Krankenhäusern, Gefängnissen und Schulen führen gegenwärtig Forschungen über die Wirkungsweise der makrobiotischen Ernährung durch. 1985 wurde er zum Präsidenten des Weltkongreß der alternativen Medizin ernannt, einem Zusammenschluß von 300 Naturheil- und Gesundheitsorganisationen mit internationalem Sitz in Madrid, Spanien.

Michio Kushi hat über ein Dutzend Bücher veröffentlicht, davon erschienen in Deutsch: Das Buch der Makrobiotik, DO-IN-Buch, Natürliche Heilung mit Makrobiotik, Die Kushi-Diät u.a. (siehe Literaturhinweise). Er lebt mit seiner Frau Aveline und einigen seiner Kinder in Brookline, Massachusetts, USA, und betreibt ein Lehrzentrum in den Bergen von Becket, Massachusetts, als Möglichkeit zum zurückgezogenen Intensiv-Studium der Makrobiotik. Alex Jack

Über die Herausgeber

William Tara hat den makrobiotischen Weg zur Gesundheit in öffentlichen Vorlesungen, Seminaren für professionelle Mediziner und persönlichen Beratungen in Westeuropa und den Vereinigten Staaten seit über 15 Jahren vorgestellt. Er ist Gründer des Kushi Instituts und der Community Health Foundation in London. Zur Zeit arbeitet er als Geschäftsführer am Kushi Institut in Boston.

David Lasocki studierte an dem Universitätscollege in London Chemie. Danach ging er in die USA. Dort studierte er Musikgeschichte an der Universität Iowa. Seit 1971 studiert er Makrobiotik.

Über den Illustrator

David Elliot studierte Architektur an der Manchester Universität und bei der Architecture Association in London. Seit 1970 studiert er Makrobiotik, arbeitet als freischaffender Designberater und Architekt und unterrichtet Hatha Yoga.

Wataru Onashi : Körperdeutung

Literaturhinweise

Allgemeine Einführung ────────────────────────

Aihara, Herman *Säuren & Basen: Synthese aus dem westlichen Säure/Base-Modell und dem östlichen Yin/Yang-Prinzip* Mahajiva 1988
Bradford, Peter & Montse *Das makrobiotische Algen-Kochbuch* Mahajiva 1987
Kushi, Michio & Aveline *Das große Buch der makrobiotischen Ernährung und Lebensweise* Ost-West-Bund 1988
Kushi, Michio *Die makrobiotische Antwort auf Krebs* Mahajiva 1989
_____ *Die Kushi Diät (Cancer Prevention Diet)* Droemer Knaur 1984
_____ *Der makrobiotische Weg* Hermann Bauer 1986
Laridon/Maes *Makrobiotisch kochen* Goldmann 1983
Ohsawa, Georges *Das Wunder der Diätetik* Ohsawa-Zentrale
_____ & Herman Aihara *Makrobiotik: Eine Einladung zu Gesundheit und Glück* Mahajiva 1984
Patzelt, Ljerka *Krebs ist kein Feind* Ost-West-Bund 1986
Sattilaro, Dr. med. Anthony J. *Rückruf ins Leben — die Geschichte meiner Krebsheilung* Mahajiva 1985
Simon, Paul *Makrobiotik auf der Speisekarte* Mahajiva 1988

Zeitschrift ────────────────────────────────

—DAS GROSSE LEBEN— *Makrobiotik-Magazin* Ost-West-Bund, ab 1986 vierteljährlich (mit aktuellem Terminkalender und Adressenverzeichnis aller deutschsprachigen Makrobiotik-Einrichtungen).

Auswahl weiterer grundlegender Schriften ───────────────

Aihara, Cornellia *Die Hohe Kunst des makrobiotischen Kochens (Ryori-Do)* Mahajiva 1991/92
Aihara, Herman *Milch, ein Mythos der Zivilisation* Mahajiva 1985
I GING — *Das Buch der Wandlungen* (Übersetzung von Richard Wilhelm; Gesamtausgabe) Diederichs 1956
Kushi, Aveline *Aveline Kushi's großes Buch der makrobiotischen Küche* Ost-West-Bund 1987
_____ *Mit Miso kochen* Pala 1986
Kushi, Michio *Seminarreport Vaumarcus: Die physische geistige spirituelle Gesundheit durch die Makrobiotik* Mahajiva 1984
_____ *Das Buch der Makrobiotik* Bruno Martin 1979/1987
_____ *Das Dô In-Buch* Mahajiva 1994
_____ *Natürliche Heilung mit Makrobiotik* Ost-West-Bund 1981
_____ *Handbuch der fernöstlichen Diagnose* Ost-West-Bund 1988
_____ *Orientalische Diagnose* Pala 1986
_____ *Die makrobiotische Hausapotheke — Nahrungsmittel in medizinischer Anwendung* Ost-West-Bund 1985

_____ AIDS makrobiotisch vorbeugen und behandeln_ Mahajiva 1994

_____ Neun Sterne Ki-Astrologie_ Ost-West-Bund 1988

_____ Makrobiotik: Der Weg zu Frieden und Harmonie_ Scherz 1988

_____ Die Dimensionen der Ehe_ Mahajiva 1986

Lao Tse _Tao Te King_ Diederichs 1978

Morishita, Dr. med. Kieichi _Krebs ist nicht unheilbar: Die verborgene Wahrheit des Krebses_ Mahajiva 1986

Ohsawa, Lima _Rezepte für die makrobiotische Küche_ O. Maier 1987 = _Das Lima Ohsawa Kochbuch_ Hugendubel 1980

Ohsawa, Georges _Zen Makrobiotik_ Thiele 1980

_____ Das Einzige Prinzip der Philosophie und der Wissenschaft des Fernen Ostens_ Mahajiva 1990

_____ Lebensführer Makrobiotik_ Mahajiva 1987

_____ Die fernöstliche Philosophie im nuklearen Zeitalter_ Thiele 1978

_____ Krebs und die fernöstliche Philosophie der Medizin_ Ohsawa-Zentrale 1972

_____ Auch Sie sind Sanpaku_ Mahajiva 1991

_____ Das Buch vom Judo_ Mahajiva 1988

_____ Leben und Tod_ Mahajiva 1984

_____ & Herman Aihara & Fred Pulver _Rauchen, Marihuana und Drogen_ Mahajiva 1985

Informationen über Makrobiotik

Mittlerweile gibt es zahlreiche unterschiedliche Initiativen zur Verbreitung der Makrobiotik, so daß an immer mehr Orten im deutschsprachigen Raum Informationen und Lehraktivitäten angeboten werden. In den letzten Jahren hat sich das Angebot der Makrobiotik-Schulen und -Zentren sehr verändert – eine immer weitere Spreizung von unterschiedlichen Schulrichtungen, die Palette reicht heute von stark analytisch betonten Ernährungslehren bis hin zu Esoterik- und New-Age-Kursprogrammen, so daß für den Suchenden schon eine ganz gezielte Vorinformation nötig ist, um die gewünschte Ausbildung zu finden.

In dem überregionalen Makrobiotik-Magazin DAS GROSSE LEBEN (Ost-West-Bund, D-66333 Lauterbach), welches jeweils zum Jahreszeitenbeginn erscheint, wird regelmäßig ein Terminkalender inklusive Adressenliste veröffentlicht, d.h. eine umfassende, aktuelle Übersicht über alles, was zum Thema Makrobiotik an Aktivitäten und Veranstaltungen in der deutschsprachigen Region stattfindet.

Um Gelegenheit zu einer ersten Anlaufstelle zu geben, nachfolgend einige wenige, willkürlich ausgewählte Adressen. Beachten Sie bitte stets, daß einzelne Stellen nicht repräsentativ für das breitgefächerte Spektrum der Makrobiotik sein können!

Makrobiotik in Berlin e.V.
Schustehrusstr. 26
D-10585 Berlin
Tel. 030/341 28 88, Fax 348 27 98

Nakamura, Ohsawa-Zentrale
Münsterstr. 255
D-40470 Düsseldorf
Tel. 0211/63 24 43, Fax 63 86 53

Arbeitskreis natürliche Lebensweise
Ernst-Glück-Str. 8
D-72805 Lichtenstein-Traifelberg
Tel. 07129/65 98

Terre et Partage
Makrobiotische Vereinig. i. Elsaß e.V.
4, place de l'église
F-67140 Reichsfeld
Tel. 88.85.56.63

Ost-West-Zentrum e.V.
Legienstr. 8
D-22111 Hamburg
Tel. 04155/55 81, Fax 63 57

Lilienthal
Insterburger Str. 7
D-63486 Bruchköbel
Tel. 06181/7 14 38

Bob Carr
Waldstr. 31 a
D-82237 Wörthsee
Tel. 08153/89 611, Fax 89 645

East West Foundation
c/o A. Schwingsmehl
Kaserngasse 12
A-1238 Wien
Tel. 0222/88 91 663

(Stand 04/94)